Otmar Jenner

RESONANZMEDIZIN kompakt

Schirner Verlag

ISBN 978-3-8434-5102-4

Otmar Jenner:
Resonanzmedizin kompakt

Umschlag: Murat Karaçay, Schirner,
unter Verwendung von
153605564 (tschitscherin),
www.shutterstock.com
Redaktion & Satz:
Bastian Rittinghaus, Schirner
Printed by: ren medien, Filderstadt,
Germany

www.schirner.com

2. Auflage November 2014

Inhalt

Prolog

»Ich fühl' mich ganz anders«, sagt Miriam.

»Etwas ist verändert«, sagt Bernd. »Ich kann aber nicht genau sagen, was.«

»Ich weiß, dass sich etwas gelöst hat«, sagt Suheila. »Ich komme mir leichter vor, auch erleichtert.«

»Der Schmerz in meinem Herzen ist weg«, erklärt Jochen. »Seit meiner Kindheit saß er da und hat gestochen. Manchmal den ganzen Tag.«

Stimmen von Klienten unmittelbar nach der Behandlung. Tage danach klingt es dann so: »Es war geradezu gespenstisch«, sagte Maria. »Schon am nächsten Morgen war die Neurodermitis verschwunden. Sie hatte mich seit der Kindheit begleitet.« Oder Michael: »Seit ich denken kann, hatte ich Kopfschmerzen. Eine Behandlung – weg. Irre.«

Ja, finde ich auch. Manchmal, wenn ich mich mal wieder über die Möglichkeiten spirituellen Heilens wundere. Ich habe jede Menge Gelegenheiten, mich zu wundern, doch tue ich es meistens nicht, weil es nun mal meine Profession als spiritueller Heiler in Berliner Ärztehäusern ist. Seit knapp zehn Jahren inzwischen.

Mehrere Bücher habe ich über meine Erfahrungen in diesem Zusammenhang geschrieben. Beginnend mit »Spirituelle Medizin – Heilen mit der Kraft des Geistes«, zuletzt mit »Resonanzmedizin – Manifest der nachhaltigen Heilkunst«.

An dieses knüpft das vorliegende Büchlein an. Kompakt will es die wesentlichen Inhalte der Resonanzmedizin bündeln und ist daher chronologisch als Leitfaden aufgebaut. Theoretisch wie praktisch sollen die Methoden und Aspekte der Resonanzmedizin in möglichst kraftvoller Folge vermittelt werden.

Doch sehen Sie, liebe Leserin, lieber Leser, nun selbst, wovon die Rede ist …

Resonanz und Medizin

Atome schwingen, Moleküle schwingen, Zellen schwingen, sogar jedes Organ im menschlichen Körper hat eine eigene Schwingungsfrequenz. Unzweifelhaft schwingt das gesamte Weltall, ganze Sonnensysteme gehen in Resonanz, und ihre Planeten reagieren mit veränderten Planetenbahnen. Denn wo etwas schwingt, schwingt immer etwas mit.

Wird eine Gitarrensaite angeschlagen, so klingen die übrigen mit. Brummt die Bassbox, summen Mauern und Fußböden mit, und nicht selten vibrieren auch die Stimmungen der Nachbarn, die sich dann freundlich darüber beklagen oder weniger nett für extremere Formen von Resonanz sorgen. Beginnt Liebe in einem Gespräch mitzuschwingen, so spürt dies der Gesprächspartner und reagiert wahrscheinlich ebenfalls mit liebevollen Empfindungen. Ebenso, wenn Angst aufkommt oder Abneigung.

Gleiches geht vor allem mit Gleichem in Resonanz, etwas weniger mit Ähnlichem, deutlich weniger mit Unähnlichem und kaum mit Fremdem. Hingabe bewirkt hingebungsvolles Verhalten, Wut hingegen noch mehr Wut, Ärger weiteren Ärger, Sympathie aber vermehrte Sympathie.

Wenn sich Menschen vom Heiligen berührt fühlen, so schwingt diese Berührung auch in ihren weiteren Handlungen mit. Wer sich mit Gott und Engeln verbunden sieht, denkt und fühlt anders als Menschen, die eine derartige Verbindung nicht empfinden.

Resonanz lässt sich auch unmittelbar biologisch nachweisen. Im Auftrag des US-Militärs experimentierten Wissenschaftler mit weißen Blutkörperchen, die sie der Mundschleimhaut von Freiwilligen entnommen hatten. Nach der Entnahme zeigten sie den Probanden Videos, in denen auch Gewaltszenen vorkamen. Bei diesen Szenen erhöhte sich die elektrische Aktivität neben derjenigen im Körper auch der entnommenen weißen Blutkörperchen. Ein Phänomen, das bei den Blutkörperchen noch bis zu einer Entfernung vom Probanden von 12 Kilometern zu beobachten war.

Tatsächlich bewirkt jeder Gedanke, jedes Gefühl und jede Erinnerung an Erfahrungen und die entsprechenden Gedanken und Gefühle auch eine biologische Resonanz, nämlich ein Mitschwingen auf der körperlichen, der organischen Ebene. Deshalb können Gedanken und Gefühle einen Menschen krank machen.

Oder anders ausgedrückt: Weil Gedanken und Gefühle auf organischer Ebene mitschwingen, können sie eine gesunde oder ungesunde Wirkung haben.

Nichts geschieht und existiert in dieser Welt losgelöst vom Rest. Alles hat mit allem zu tun, denn jedes geht mit jedem in Resonanz. Nicht zuletzt auch in unserem eigenen Körper.

Davon handelt die Resonanzmedizin, also die Lehre von der vitalen Verbindung von heilsamen Gedanken und Gefühlen und entsprechenden Handlungen mit der Gesundheit des eigenen Körpers. Und im Umkehrschluss auch der ungesunden Verkettung von krank machenden Gedanken und Gefühlen mit dem Ergebnis eines kranken Körpers.

Erkrankt der Körper, schwingt davon garantiert etwas auf seelischer Ebene mit und hat sogar eine Auswirkung auf den Geist, denn Körper, Geist und Seele sind miteinander und aufeinander wechselwirkend.

Diese Ausführungen wirken vielleicht etwas abstrakt und theoretisch, sind in der Praxis aber tatsächlich sehr wirksam – wie sich im Folgenden zeigen wird.

Gesundgesagte leben länger

Resonanz kann sehr direkte Auswirkungen haben, immer wieder auch mit einem Gänsehauteffekt für alle Beteiligten. Beispielsweise unter diesen Umständen:

Zwei Männer und eine Frau in weißen Kitteln stehen an einem Bett, in dem eine dreiundsechzigjährige Frau liegt. Die morgendliche Visite. Die Frau hat diverse Operationen und Chemotherapien hinter sich. Ihr Leidensweg begann vor etwa achtzehn Jahren mit Brustkrebs. Die letzte Computertomografie weist auf Metastasen in der Lunge, der Leber, diversen Knochenbereichen und sogar im Gehirn hin. Die Patientin gilt als inoperabel und verträgt keine weitere Chemotherapie. Die letzte hat ohnehin zu keinerlei Verbesserung geführt. Die Patientin ist »durchmetastasiert«. Überlebensprognose aus medizinischer Sicht: keine.

Der Chefarzt, ein freundlicher Mann, beugt sich zur Patientin, blickt ihr in die Augen und streicht ihr über die Hand. Dann hebt er den Kopf, blickt zu seinen Kollegen und sagt mit leiser Stimme: »Da ist nichts mehr zu machen.«

Die Patientin hört nur die erste Hälfte des Satzes. »Da ist nichts.« Vielleicht hatte der Arzt den Rest des Satzes etwas leiser gesagt. Vielleicht hat ihn die Frau auch ganz einfach überhört. Jedenfalls wird sie aus dem Krankenhaus entlassen.

Nach Auffassung der Ärzte, um zu sterben.

Nach Auffassung der Patientin als geheilt.

Etwa ein halbes Jahr später erscheint sie wieder im Krankenhaus. »Um sicherzugehen«, wie sie erklärt. Die Ärzte, erstaunt, sie noch lebend zu sehen, lassen eine weitere Computertomografie erstellen – keine Metastasen mehr nachweisbar. Die Patientin ist vollständig geheilt. »Spontanremission« in der Sprache der Mediziner, ein bekanntes, jedoch kaum erforschtes Phänomen.

»Seitdem weiß ich, dass der Glaube wirklich Berge versetzen kann«, erzählt mir die damals betreuende Krankenschwester später, »denn ich habe es mit eigenen Augen gesehen.«

Ein geradezu biblisch anmutendes Beispiel positiver Resonanz – auch das ist Wechselwirkung.

Die kranke Frau hatte den Ärzten vertraut. Je mehr sie in Not geraten war, desto mehr hatte sie zu ihnen aufgeblickt und in ihnen höchste Autoritäten gesehen, Götter in Weiß eben, die ihr Schicksal entschieden. Und das hatten sie tatsächlich unwillentlich getan. Als die Frau den Irrtum erkannte, war sie bereits geheilt.

Tatsächlich hatte sie mehr als nur geglaubt, dass sie gesund ist. Sie war sich dessen sicher gewesen. Sie hatte die Gewissheit empfunden, dass sie geheilt ist – ohne den Hauch eines Zweifels. In ihrem Bewusstsein hatte sie sich also gesund gesehen. Und ihr Körper war der Gewissheit des Bewusstseins gefolgt. Die Gewissheit, gesund zu sein, ist wahrscheinlich das stärkste Heilmittel überhaupt.

Darauf weisen jedenfalls viele meiner Erfahrungen hin: Die Gewissheit eigener Gesundheit entsteht immer auf der Gedankenebene und stellt den eigentlichen Heilungsprozess dar. Findet daher diese mentale Heilung statt, so stellt sich auch körperliche Genesung ein. Gleichermaßen gilt der Umkehrschluss: Krankheit beginnt immer im Kopf, also auf der Mentalebene, und weitet sich dann auf den Körper aus. Die Wechselwirkung zwischen Bewusstsein und Körper ist eine besonders machtvolle Form von Resonanz.

Freiheit und der Quell-Code des Daseins

Menschen können sich ungesund verhalten, krank wähnen und krank werden. Sie können an ihrer Krankheit festhalten, sich sogar an sie klammern, wie an einen verlässlichen Gefährten, weil sie womöglich das Einzige ist, was sie haben.

Doch Krankheit ist immer ein Irrtum. Eine Illusion, beruhend auf Missverständnissen mit nicht selten durchaus greifbaren und sogar lebensbedrohlichen Folgen wie beispielsweise einem Tumor oder Metastasen.

Eigentlich sind wir gesund gemeint. Eigentlich sind wir für ein schmerzfreies Leben gemacht. Eigentlich können wir kraftvoll und beweglich sehr alt werden – viel älter, als die meisten von uns annehmen. Eigentlich sind unserer Gesundheit keine Grenzen gesetzt. Denn so ist es im Quell-Code unseres Daseins vorgesehen.

Der Quell-Code unseres Daseins ist gewissermaßen das perfekte Programm, die Informationsebene unserer Existenz. In Resonanz mit dieser Informationsebene erwächst unser biologischer Körper und werden die biologischen Funktionen aufrechterhalten.

Auf der Informationsebene, also im Quell-Code unseres Daseins, können sich keine Fehler einschleichen, im gelebten Leben aber sehr wohl.

Warum?

Ganz einfach: Weil wir die Freiheit dazu haben.

Unsere ganz persönliche Freiheit können wir gestalten, wie wir wollen. Wir können das Leben lieben, es auf eine gesunde Weise annehmen und ausleben. Oder wir können das Leben nicht so lieben und lieber tot sein wollen, es daher auf eine weniger gesunde oder vielmehr ungesunde Weise annehmen und verleben, dabei die Erfahrung von Schmerzen machen und vorzeitig sterben.

Warum unter Schmerzen?

Ganz einfach: Weil die Schmerzen uns darauf hinweisen sollen, unsere Haltung zum Leben zu überdenken und eine gesündere zu wählen. Das ist unsere Freiheit.

Doch was fangen wir nun mit dieser Freiheit an? Ganz einfach: Wir nutzen sie am besten, so meine ich, um heilsame Schritte zu gehen.

Welche heilsamen Schritte? Wieder ganz einfach: Das Andocken am Quell-Code des Daseins ist ein erster heilsamer Schritt.

Meine Tätigkeit als spiritueller Heiler dient zuallererst genau dazu: Klienten beim Andocken an den Quell-Code zu helfen.

Klient L. und der Quell-Code des Daseins

So auch bei Lothar L., Bibliothekar mit einer besonderen Leidenschaft: Südspanien und Flamenco. In den 1970er-Jahren war er nach Andalusien gereist, um bei einem Flamenco-Meister in Córdoba das Gitarrenspiel zu erlernen, was Herr L. heute so gut beherrscht, dass er auch davon leben könnte.

Wenn er überhaupt noch etwas könnte. »Seit meiner Scheidung kam ich nicht mehr auf die Beine«, klagt Herr L., als er zu einem Behandlungstermin in meiner Berliner Praxis erscheint. »Aber die war vor sieben Jahren.« Ständig plage ihn körperlich irgendwas, doch am schlimmsten sei ein nicht zu überspielendes Empfinden von lähmender Trauer.

Sehr viele Menschen tragen Trauer. Manche trauern, wissen aber gar nicht, warum. Andere kennen den Anlass ihrer akuten Trauer, ahnen jedoch, dass noch mehr dahintersteht, weil der momentane Schmerz eigentlich auf eine tiefer sitzende Wunde hinweist. Einige Menschen kennen ihre alten Wunden und das wahre Ausmaß ihres Schmerzes. Doch den meisten ist der volle Umfang ihrer Trauer unbekannt. Immer wieder steigt ein Teil davon hoch, gespeist wie aus geheimen Trauerquellen und inneren Abgründen der Trostlosigkeit. Das verunsichert sie, macht ihnen Angst, vor allem, wenn neue Tränen hinzukommen, die sich wie Tropfen aus einem Ozean der Tränen anfühlen und die Angst wecken, dass sie womöglich nie wieder versiegen.

»Morgens stoße ich an eine Gummiwand. Wenn ich aufwache, gibt die Wand nach und hüllt mich ein. Als würde ich in Kaugummi eingewickelt und mit jeder weiteren Bewegung darin verstrickt. Es ist zum Wahnsinnigwerden.« Herr L. lächelt gequält, und sein Kinn zittert dabei.

Minuten später bestätigen sich meine Vermutungen: Seine Scheidung, die sehr schmerzhaft war, aber einigermaßen bewusst verarbeitet werden konnte, muss ein tiefer sitzendes Trauma reaktiviert haben. Immerhin blieb er ein Einzelkind, seine Geburt nach ungewollter Schwangerschaft war sehr hart gewesen.

»Mein Vater soll einen Abbruch verlangt haben. Angeblich gab es bereits einen Abtreibungstermin. Doch meine Mutter entschied sich für mich. Bei der Geburt muss sie dies jedoch bereut haben. Ich soll sie regelrecht auseinandergerissen haben. Unser Verhältnis ist bis heute zerrissen.« Seine Beziehung zum Vater sei auch nur unwesentlich besser.

Das Lächeln ist weg, das Zittern im Kinn geblieben. Ich blicke ihn ruhig an. Sogar seine Haut wirkt grau. Eine Färbung, die sich auch in seiner Aura fortsetzt. Wahrscheinlich Anzeichen einer schweren Traumatisierung.

Ob er sich an besonders traurige oder schmerzhafte Erfahrungen in der Kindheit erinnern könne, frage ich.

Er senkt den Kopf. Als er ihn wieder hebt, sind seine Augen feucht. Der Vater hatte wechselnde Geliebte, die Mutter eine Affäre mit einem Freund des Vaters. Manchmal blieb er als Kind stundenlang in seinem Gitterbett sich selbst überlassen. Einmal kam der Vater vor der Mutter nach Haus. »Ich muss zwei Jahre alt gewesen sein. Da hätte er mir fast etwas angetan. Ich habe es in seinen Augen gesehen. Jahrelang kannte ich den eigentlichen Zusammenhang nicht, hatte nur dieses Bild im Kopf. Doch kürzlich habe ich meinen Vater danach gefragt. Daraufhin hat er mir davon erzählt.«

Herr L. macht eine Bewegung, als würde es ihn innerlich schütteln. Ich spüre, dass die Zeit für die eigentliche Behandlung gekommen ist, bitte ihn, sich auf die Behandlungsliege zu legen. Dann platziere ich meine rechte Hand auf dem Scheitel seines Kopfes, um die weißliche Energie strömen zu lassen und ihn so mit dieser äußerst subtilen Qualität zu fluten, für die Rückanbindung an den Quell-Code des Seins.

Andocken am Quell-Code des Daseins – *die erste Praktik*

Damit Sie, liebe Leserin, lieber Leser, nun aus eigener Kraft am Quell-Code des Daseins andocken, gehen Sie bitte folgendermaßen vor:

Begeben Sie sich in eine Meditationshaltung – mit möglichst aufrechter Wirbelsäule, Ihre physischen Augen geschlossen.

- Versuchen Sie nun, Ihren biologischen Körper möglichst präzise zu fühlen. Nehmen Sie also Ihre Körperhaltung wahr, um Ihr Empfinden dann an die Hautoberfläche zu verlagern. Versuchen Sie, die Luft auf Ihrer Haut zu spüren.
- Dann stellen Sie sich vor, wie Sie sich mit Ihrem Bewusstsein über die Hautoberfläche hinaus, also über Ihren Körper hinaus, ausdehnen. So weit, wie Sie mit den Händen gerade greifen könnten. Versuchen Sie, einige Minuten in dieser Ausdehnung und Weite Ihres Selbst zu ruhen. Allein das ist ein sehr schönes Gefühl. Womöglich begleitet von einem Empfinden des Schwebens. Als würden Sie in einem Wolkenbett ausruhen. Genießen Sie das Gefühl.
- Um dann Ihre Aufmerksamkeit direkt nach oben über Ihren Kopf zu verlagern. Stellen Sie sich vor,

dass sich über Ihrem Kopf, etwa in einer Entfernung von einem halben Meter, die Sphäre des Heiligen öffnet, der heilige Raum. Sie blicken nun durch Ihr Fenster der Wahrnehmung in den heiligen Raum.

- Visualisieren Sie im heiligen Raum das weißliche, äußerst subtile Licht des Ungeformten Göttlichen Seins.

Das klingt womöglich kompliziert, ist es aber nicht. Wenn Sie sich im heiligen Raum einen äußerst zarten weißlichen Lichtnebel vorstellen, sehen Sie die lichte Qualität, um die es hier geht. Tatsächlich gibt es im heiligen Raum nur eine weißliche Qualität: das Licht des Ungeformten Göttlichen Seins.

Wohin Sie im heiligen Raum, der Sphäre des Heiligen, auch blicken, dieses Licht ist garantiert da.

Biologische wie auch physikalische Forschungen weisen darauf hin, dass jegliches Dasein an Licht gebunden ist. Licht hat eine energetische und eine informelle Qualität. Dieser Begriff des Lichts geht jedoch über das Sichtbare hinaus. Das sogenannte subtile Licht, wahrnehmbar mit erweiterten visuellen Sinnen, ist unmittelbar Träger von energetischen und informativen Heilqualitäten. Wir brauchen dieses Licht, um zu leben, denn es nährt die DNA in unseren Zellen. Das äußerst subtile Licht des Ungeformten Göttlichen Seins ist in diesem Zusammenhang als grundsätzliche informelle wie energetische Qualität anzusehen, weil es den Quell-Code des Daseins beinhaltet.

- Stellen Sie sich, liebe Leserin, lieber Leser, nun vor, dass auf Ihrem Schädeldach, nämlich am höchsten Punkt Ihres Kopfes, eine Art Tür aufgeht. Woraufhin das weißliche Licht des Ungeformten Göttlichen Seins in Ihren Kopf hereinströmt.
- Dann in Ihren Hals.
- In Ihren Schultergürtel.
- In Ihren rechten und Ihren linken Arm.
- In Ihren Brustkorb.
- In sämtliche Organe darin.
- Dann in Ihren Bauch.
- In sämtliche Organe in Ihrem Bauch.
- Dann in Ihren Unterleib.
- In sämtliche Organe darin.
- In Ihr rechtes und Ihr linkes Bein.
- In Ihren Blutkreislauf.
- In Ihr lymphatisches System.
- In Ihr Nervensystem.
- Bis Sie vollständig erfüllt sind.
- Bis das weißliche Licht des Ungeformten Göttlichen Seins aus all Ihren Poren leuchtet. Eine sehr heilsame Vorstellung.

Nach einigen Minuten können Sie sich von der Vorstellung des Einleuchtens des weißlichen Lichtes lösen. Oder diese aufrechterhalten, indem Sie weiter darüber meditieren …

Rückführung von Herrn L.

Das Gesicht von Lothar L. entspannt sich. Er genießt das energetische Strömen und kann die Energie nach meinem Empfinden auch sehr gut aufnehmen. Damit ist die traumatische Erfahrung mit seinem Vater am Gitterbett allerdings noch nicht vollständig erlöst. Dafür braucht es weitere Behandlungsschritte. Das Andocken am Quell-Code ist jedoch die ideale Vorbereitung dafür.

Er habe ein seltsames Empfinden, so als ob er schwebe, flüstert mir Herr L. einige Zeit später von der Behandlungsliege zu, und fühle sich so leicht wie lange nicht mehr.

Nachdem ich ihn einige Minuten so weiter behandelt habe, frage ich ihn, ob er bereit sei für eine meditative Reise und den Versuch einer Rückführung, woraufhin er nickt.

»Stellen Sie sich bitte vor«, erkläre ich, »Sie haben keinen Körper. Sie befinden sich in einer Welt ohne Gegenstände und Objekte. Wo Sie sich auch hindenken, sind Sie schon da, denn Sie befinden sich im weiten Raum des Geistes. Sie versuchen, diese Weite mit Ihren Gedanken zu erkunden und mit Ihrem Gewahrsein zu vermessen. Sie haben das Gefühl, zu schweben. Sie sind da und dort, ganz nah und ganz weit fort. Sie haben keine Mitte und keinen Rand. Es gibt nichts, woran Sie sich festhalten könnten. Selbst konkrete Gedanken entgleiten Ihnen immer wieder. Sie schweben in der Erfahrung unbegrenzten Seins, denn Sie genießen die kosmische Phase vor der Wiedergeburt. Wie geht es Ihnen dabei?«

»Großartig«, antwortet Herr L. mit leiser Stimme. »Wirklich großartig.« Er hat die Augen geschlossen.

»Die Grenzenlosigkeit Ihres Seins könnte in Ihnen den Wunsch wecken, irgendwo anzukommen. An eine Grenze, einen Halt. Denn die Grenzenlosigkeit des Seins in der kosmischen Phase vor der Wiedergeburt ist grenzenloser als alles Unbegrenzte. Eine endlose Weite, die keine Verdichtung kennt, keinen Halt und keine Anhaltspunkte bietet, denn sie ist die reine und äußerst feine Sphäre des Geistes. Diese Weite ist so groß, dass Sie nach einem Halt suchen könnten. Was meinen Sie?«

»Schon möglich«, höre ich Herrn L. sagen, weil auch ich für einen Moment die Augen geschlossen habe. »Aber es ist großartig hier.« Er klingt tatsächlich weit weg.

»In der Sphäre des Geistes sind die einzigen Objekte Gedanken und Gefühle, Ideen und Vorstellungen, Erinnerungen und Erfahrungen«, fahre ich nach einigen Minuten fort. »So schweben Sie nun in Ihrem äußerst feinen geistigen Erfahrungs- und Erinnerungsraum. Grenzen finden sich nur in Ihren Erinnerungen und in Gedanken, und so wächst womöglich der Wunsch, sich irgendwo niederzulassen. In einem Leben womöglich? Könnte das sein?«

»Ja«, flüstert Herr L.

»Wenn das so wäre: Wie und was träumen Sie dann vom Leben? Träumen Sie davon, am Ufer eines Meeres zu sitzen und die Brandung zu hören? Im Ozean von Wellen getragen zu werden? Träumen Sie von warmem Regen auf Ihrer Haut an einem heißen Sommertag? Träumen Sie von Schnee, der an einem Wintermorgen in weichen Flocken fällt? Vom Geruch von Rosen? Von Flieder? Von frisch gebackenem Kuchen? Träumen Sie davon, über eine weite Wiese zu laufen oder durch einen Wald mit alten Bäumen? Träumen Sie von Umarmungen und innigen Küssen? Träumen Sie davon, zu lieben und geliebt zu werden? Träumen Sie davon, Kinder zu zeugen? Träumen Sie von einem Baby in Ihrem Arm, von seinen winzigen Armen und Beinen, seinen weichen Füßen und Händen und dem köstlichen Geruch, den es an sich hat? Vielleicht möchten Sie sich wieder einmal ausschütteln vor Lachen und vor Freude weinen. Vielleicht sehnen Sie sich nach Empfindungen, die eine körperliche Dimension haben. Vielleicht träumen Sie von Hingabe und Erotik, von einem Rausch, von Ekstase in körperlicher Form. Dann, so lassen Sie sich dies von mir sagen, träumen Sie vom Leben. Was sagen Sie dazu?«

»Hmm«, sagt Herr L. so leise, dass ich es kaum hören kann, »verstehe.«

»Dann bitte ich Sie, sich Folgendes vorzustellen, nämlich: Ihre Eltern, als sie noch jung sind. Sie sehen sie aus der Vogelperspektive. Beobachten Sie Ihre jugendlichen Eltern. Wie auch immer Sie sich später verhalten haben –

jetzt handeln sie spielerisch, verspielt, auch verliebt. Und sie haben etwas, was Sie anzieht. Was ist das genau? Sehen Sie Ihre leiblichen Eltern vor Ihrem geistigen Auge. Sehen Sie Ihre Eltern als Paar agieren, auch in ihrer Zärtlichkeit. Hand in Hand, Arm in Arm, in der Umarmung. Was sehen Sie?«

»Seltsam«, flüstert Herr L. »Sie sind nett zueinander. So habe ich sie noch nie gesehen.«

»Sehr gut«, sage ich. »Nehmen Sie so genau wie möglich zur Kenntnis, was Sie an Ihren Eltern mögen.«

»Ihren Humor«, flüstert Herr L. »Sie können sich gegenseitig zum Lachen bringen.«

»Dann sehen Sie nun bitte Ihre Eltern langsam aufeinander zugehen. Beide breiten die Arme aus. Sehen Sie Ihre Eltern wie in Licht gehüllt. Tatsächlich leuchten Ihre Eltern nun auf. Können Sie das sehen?«

»Ja«, bestätigt Herr L.

»Jetzt liegen sie einander in den Armen. Gemeinsam scheinen sie aufzuleuchten. Ihrer beider Aura pulsiert. Sehen Sie das?«

»Ja«, bestätigt Herr L. erneut.

»Dann erkennen Sie in Ihrer Mutter in diesem besonderen Moment die vollständige Verkörperung der Weiblichkeit. Und in Ihrem Vater die vollendete Verkörperung der Männlichkeit. Sie sehen in ihnen das kosmische Paar. In diesem Augenblick sind sie sie selbst und noch viel mehr als das. Ihr Vater, Ihre Mutter, alle Väter, alle Mütter, und in ihrer Vereinigung und Einheit sind sie alles, was ist.«

»Ich sehe, was Sie meinen«, sagt Herr L.

Am Klang seiner Stimme höre ich, dass ich seine volle Aufmerksamkeit habe.

»Sie spüren Ihre Mutter, fühlen Ihren Vater. Sind in ihnen, um sie herum. Spüren eine große Weite und fühlen sich gleichzeitig angezogen und auf eine seltsame Art konzentriert. Richtig?«

»Ja«, sagt Herr L. wieder.

»Sie schweben, fliegen, segeln, treiben, driften. Gleich zähle ich von fünf rückwärts bis null, dann spüren Sie Ihre Ankunft in diesem Leben. Fünf, vier, drei, zwei, eins, null.«

»Ich fühle mich wie ein Hauch, der in eine Art Tunnel gesogen wird. Ich höre … Ja, Glocken. Ich schwebe, ich sinke, ich lande, ich freue mich … Ja, ich freue mich unglaublich … Aber, da ist etwas, was meine Freude dämpft …«

»Was ist das?«, frage ich.

»Angst«, flüstert Herr L. »Die Angst meiner Mutter. Sie freut sich. Und sie hat Angst. Angst vor der Schwangerschaft. Angst vor der Geburt. Angst, dass sie anschließend keinen attraktiven Körper mehr hat und der Vater sie verlässt.«

»Nehmen Sie zur Kenntnis«, sage ich mit ruhiger Stimme, »dass Ihre Ankunft im Leben auch von Angst begleitet war.«

»Was bleibt mir auch anderes übrig«, sagt Herr L. leise.

»Gleich zähle ich wieder rückwärts von fünf bis null«, kündige ich an. »Dann treten Sie durch die sogenannten

Lichttore ins Leben und erleben die ersten Wochen und Monate der Schwangerschaft.«

»Bin bereit.«

Ich bemerke die Andeutung eines Lächelns auf den Lippen von Herrn L. »Fünf, vier, drei, zwei, eins, null. Sie erblicken ein weißliches Licht. Ein Licht, so fein wie das erste Licht des Tages vor Sonnenaufgang. Sie sind in diesem Licht. Es umhüllt Sie, durchdringt Sie, trägt Sie, leitet Sie durch das erste Lichttor ins Leben.«

»Oh«, sagt Herr L. »Es ist so hell.«

Wieder zähle ich rückwärts. »Nun erblicken Sie Schwärze.«

»Aber sie leuchtet«, höre ich Herrn L. sagen. »Leuchtende Finsternis, faszinierend.«

Auch ich muss die Augen erneut automatisch geschlossen haben. »Dies ist das zweite Lichttor auf dem Weg in die Welt der Verkörperung.« Ich zähle ein weiteres Mal einen Countdown. »Im Zentrum der leuchtenden Schwärze erblicken Sie nun ein intensives rotes Licht.«

»Stimmt«, erwidert Herr L. nach einer Weile mit gedämpfter Stimme. »Ich hab es zuerst übersehen. Aber dann wurde es heller und hüllte mich schließlich ein.«

»Damit treten Sie direkt ins Leben ein«, erkläre ich.

»Ich sinke«, beschreibt Herr L. »Ich habe das Gefühl, mich endlich ausruhen zu können. Ich sinke wie in ein weiches Bett. Ich fühle mich getragen von himmlischen Kräften. Es fühlt sich an, als würde ich in ein Bett aus Wolken sinken.«

»Sehr gut«, sage ich. »Ich zähle wieder rückwärts, und dann sind Sie vollständig angekommen. Fünf, vier …«

Ich bin kaum fertig, da spricht er schon. »Ich befinde mich in einer Strömung. Sanft, warm. Ich fühle mich winzig und weit zugleich. Ich spüre, ich fließe meiner Heimat entgegen. Wunderbar.«

»Gleich zähle ich wieder«, sage ich, »dann erleben Sie die Einnistung. Fünf, vier …«

»Uhh«, macht Herr L. und bewegt den Kopf hin und her.

»Was spüren Sie?«

»Widerstand. Ekel. Das spüre ich. Es ist ätzend. Mutter ist sauer. Körperlich sauer. Fühlt sich gar nicht gut an. Denke, muss hier weg. Will aber nicht. Will bleiben. Hat doch eigentlich gut angefangen. Uhh, spüre jetzt gar nichts mehr. Bin wie taub.«

Plötzlich beginnt Herr L., schneller zu atmen, wirft den Kopf mit angewidertem Gesicht hin und her. Ich zähle ihn in die Gegenwart zurück.

Genau diesen eben empfundenen existenziellen Ekel werde ich gleich mit der von mir entwickelten Methode der Traumaablösung behandeln.

Traumaablösung bei Herrn L.

Grundlage der Methode der Traumaablösung ist die Tatsache, dass jegliche traumatische Erfahrung nicht nur im Gehirn gespeichert ist, sondern auch im Körpergedächtnis bewahrt wird, eingelagert gewissermaßen als zelluläre Befindlichkeit auf der organischen Ebene. Das Trauma, also der unverarbeitete Schmerz, ist auf körperlicher Ebene selbst noch Jahrzehnte nach der Traumatisierung manifest und präsent. Diese Präsenz des im Körper manifesten Traumas kann mit der Methode der Traumaablösung häufig entfernt werden. Dadurch löst sich auch das Trauma im Kopf. Tatsächlich trennen sich traumabedingte neuronale Verschaltungen im Gehirn, die wahrscheinlich krank sind, um gesunden Verknüpfungen Platz zu machen – so meine ich jedenfalls aufgrund von Beobachtungen im Anschluss an so eine Behandlung sagen zu können.

Ich habe diese Möglichkeit der Lösung von Traumata entdeckt und das Verfahren dazu auch selbst entwickelt (und bereits im Zuge der Ausbildung »Spirituelle Medizin advanced« weitergegeben). Die Methode ist einfach und sehr komplex zugleich. Eine Lösung geschieht dabei immer über eine Berührung am Solarplexus- und am Herzchakra.

Um bei Frauen jegliche Empfindungen grenzüberschreitender Nähe zu vermeiden, bitte ich Klientinnen, die eigenen Hände auf ihrem Solarplexus- und ihrem Herzchakra zu platzieren, und berühre dann mit meinen Handflächen ihre Handrücken. Das funktioniert genauso gut.

Doch bei Herrn L. kann ich die Hände direkt auflegen. Er atmet jetzt wieder verlangsamt und liegt dabei ruhig.

Ich bitte ihn, an das zu denken, was er gerade bei der Rückführung in die Zeit der Einnistung erlebt hat – Widerstand und Ekel.

Fast im gleichen Moment spüre ich, dass er sich erinnert. Gleichzeitig bemerke ich die Ausrichtung seines Bewusstseins in seinem Körper. Der erinnerte Ekel und Widerstand werden körperlich präsent und biologisch spürbar.

Ich kann Ekel und Widerstand plötzlich in seinen Organen spüren.

Wie?

Wenn ich jetzt sage, energetisch-informell, so klingt das wahrscheinlich abstrakt. Doch genau so ist es. Und dieses Empfinden kann ich nun tatsächlich konkret mit den Händen greifen. Und genau das tue ich dann auch.

Ich greife seinen Ekel und seinen Widerstand. Ich packe beides und ziehe es mit einer einzigen Bewegung aus seinem Körper heraus.

Die so entfernte Information gebe ich nach oben in die Sphäre des Heiligen ab, indem ich in die Hände klatsche. Das ist gleichzeitig das Signal für Herrn L.: Es ist geschehen, das Trauma gelöst.

Sekunden danach kommt die Welle. Der Körper realisiert die Befreiung, erlebt einen Zustand der Erweiterung und gibt dabei Energie ab. Diese Energie erreicht die Seelenebene und sorgt dort für eine Resonanz, die zu einer weiteren Befreiung auf der Seelenebene führt. So baut sich die Welle weiter auf. Als herrlich vibrierendes Gefühl. Ein Schub der Lebendigkeit und Vitalität.

Wenn die Welle kommt, dann weiß ich, es hat funktioniert.

»Herrlich«, freut sich Herr L. rund zehn Minuten später, als er sich langsam aufsetzt.

Ich könnte unglaubliche Dinge erzählen – wenn es mir die Schweigepflicht nicht verbieten würde. Immer wieder lösen sich große Dramen in heilsame Energie auf. Sehr effektiv können so Prozesse der Verarbeitung und Transformation in Gang gesetzt werden.

Doch mit der einen Behandlung war bei Herrn L. noch nicht alles Traumatische gelöst. Beim nächsten Termin allerdings, zwei Wochen später, können auf die beschriebene Weise zuerst die problematische Geburt, dann die Erfahrung mit dem Vater am Gitterbett bearbeitet werden. Diese letzte Traumaablösung, von Herrn L. zunächst mit Furcht erwartet, gestaltet sich schließlich sanft und fast spielerisch, denn die Hauptarbeit ist wohl getan.

Erleichtert und froh macht sich Herr L. auf den Heimweg. Ein weiteres Mal behandeln soll ich ihn nicht.

Lothar und sein Verstand

Wochen später dann eine Mail von Herrn L. Er würde gern mein Schüler werden.

Ich verweise ihn auf meine Seminare, denn einen Lehrbetrieb in der Praxis biete ich nicht an, Ausbildung über Kurse jedoch in größerem Umfang. Vor allem Menschen, die bereits in Heilberufen arbeiten, nehmen daran teil, immer wieder auch Ärzte. Aber auch der Weg von Lothar L. ist naheliegend: Wer die Möglichkeiten der spirituellen Genesungskunde, wie ich die angewandten Methoden der Resonanzmedizin und spirituellen Medizin inzwischen auch nenne, am eigenen Leib erfahren hat, wer deren heilsame Wirkung erlebt hat, der möchte womöglich mehr darüber wissen und hat dann die Möglichkeit, einen ersten Kurs dafür zu belegen.

Die Fähigkeit, mit der Kraft des Geistes zu heilen, behaupte ich, steckt in jedem von uns. Immer mehr wollen sich so behandeln lassen. Einige dies im Anschluss auch lernen. Allein schon, weil sich dadurch eine vollkommen neue Perspektive auf das Dasein eröffnet.

Lothar, wie ich ihn inzwischen nennen darf, wird zum Teilnehmer meiner Seminare und fällt nicht zuletzt durch sehr kluge Fragen auf, die auch mich weiterbringen, weil ich die Antworten darauf aus dem Raum des Geistes empfangen darf. Ich weiß, das klingt irrational und unvernünftig. Und genau das ist es auch, weil ich immer wieder Antworten auf Fragen geben kann, die ich nicht kennen würde, wenn mir die entsprechende Frage nicht zuvor gestellt worden wäre.

Überspitzt gesagt: Ungefragt habe ich keine Ahnung von etwas, was ich mit der entsprechenden Frage jedoch weiß – erfreulicherweise häufig auch später noch. Sodass ich beispielsweise in diesem Buch davon erzählen kann.

Zum Beispiel hat mich Lothar im Seminar gefragt, was er tun könne, wenn ihm sein Verstand etwa beim Andocken an den Quell-Code des Daseins in die Quere kommt.

Das ist natürlich ein Problem. Ständig meldet sich unser Verstand, meint, dies geht nicht, das ist überflüssig und solchen Schwachsinn braucht man sowieso nicht. Und spirituelles Heilen und dessen Prinzipien gehören für nicht wenige Menschen auch dazu.

Letzteres ist zwar kein Hemmnis für Lothar, da er die positive Wirkung geistigen Heilens bereits am eigenen Leibe erfahren hat, doch damit ist sein Verstand nur vom Spielfeld des eigenen Daseins auf die hintere Reihe der Besuchertribüne verbannt. Auch sein Verstand besteht darauf, mitzureden. Und das Andocken am Quell-Code des Daseins funktioniert umso besser, je weniger der Verstand dabei zu melden hat.

»Okay«, sagt Lothar gedehnt, als wir darüber sprechen. »Doch was kann ich dagegen tun?«

»Unser Verstand«, antworte ich, »bezieht seine Schärfe aus der Verarbeitung von schmerzhaften Erfahrungen, ist daher ein Teil des individuellen Leidenssystems, und seine vermeintlich konstruktive Kritik dient lediglich dem Fortbestand der sogenannten inneren Kluft.« Ich halte einen Moment inne, um zu überdenken, was ich gerade gesagt habe, um dann sinngemäß so fortzufahren: Diese innere Kluft eines Menschen sei das Ergebnis einer frühen Traumatisierung. Und der Verstand beziehe seine Kraft vor allem daraus, über diesen Abgrund hinwegzudenken.

Lothar nickt. »Stimmt. Genau so fühlte es sich für mich an. Früher habe ich gedacht und gedacht und gedacht und gedacht. Manchmal die halbe Nacht lang, ohne das geringste Ergebnis. Ist seit deiner Behandlung aber viel besser geworden.«

»Die innere Kluft«, erwidere ich, »zeigt sich bei vielen Menschen in den frühen Morgenstunden. Dann liegen sie wach und sinnieren. Über sich, das Leben, Belange ihres Alltags. Doch meistens kommt nichts dabei raus. Ihre innere Kluft hat ihren Verstand aktiviert, und der denkt nun vor sich hin. Durch Denken kann die innere Kluft aber nicht geschlossen und überwunden werden.«

Die innere Kluft

Was ich genau unter der inneren Kluft eines Menschen verstehe und was diese Kluft bewirkt, will Lothar wissen. Und ich erkläre es ihm am Beispiel vom Verhalten unterschiedlicher Personen.

Zuerst Helene. Manchmal, meistens in der Küche, fährt sie ihren Mann an: »Sieh her, so wird's doch gemacht.« Immer wieder hat sie noch ein Wort folgen lassen: »Blödmann«. Und so für Missstimmung und Streit gesorgt, denn die abwertende Formulierung verletzt ihn natürlich sehr. Helene liebt ihren Mann. Das sagt sie ihm immer wieder und spürt es auch sehr deutlich. Warum beschimpft sie ihn also?

Oder Hans. Vater von zwei Kindern. Marie, die Jüngere, hat einen starken eigenen Willen und fordert ihn und seine Frau, Miriam, damit. Miriam reagiert gelassen und liebevoll darauf. Hans fängt regelmäßig an zu schreien. Marie, eher Papa- als Mamakind, fällt dann wie erstarrt in sich zusammen und verstummt. Hans tut sein Rumschreien sofort leid. Er beschließt, sich bei Konflikten mit Marie in Zukunft ruhiger zu verhalten, und brüllt doch bei nächster Gelegenheit wieder los. Warum handelt er wider besseres Wissen und Empfindlichkeit?

Nun Roswita. Sie hat über Jahrzehnte, wahrscheinlich seit ihrer Kindheit, nie langsam gegessen, sondern immer so schnell, als hätte sie große Angst, dass andere ihr etwas wegessen. Doch Roswita ist ein Einzelkind, war auch nicht im Kindergarten, ist in eine Zeit des Überflusses hineingeboren und mit Eltern aufgewachsen, die langsam und genussvoll speisen und nicht zu Eile bei der Nahrungsaufnahme antreiben. Roswita ist nun Ende dreißig und hat ständig Magenschmerzen. Demnächst soll eine Magenspiegelung gemacht werden, um die Ursache der Schmerzen zu finden. Roswita glaubt, wenn sie langsamer essen würde, hätte sie auch keine Probleme mehr. Trotzdem isst sie weiterhin wie getrieben. Warum gelingt es ihr nicht, ihr Verhalten zu ändern?

Oder auch Max. Er nimmt seit seinem dreißigsten Lebensjahr ständig zu. Nun ist er vierzig geworden und wiegt knapp neunzig Kilo bei einer Körpergröße von ein Meter achtzig. Max war früher Sprinter, kann Nahrung sehr gut verwerten, und er weiß das. Er weiß, er müsste weniger essen, wieder regelmäßig schwimmen gehen oder laufen oder vielleicht auch Yoga machen, wie ihm seine Frau rät. Dann würden die Schmerzen in seinen Knien nachlassen. Er würde sich insgesamt wieder gesünder fühlen und empfände auch wieder mehr Selbstrespekt. Er spürt all dies deutlich, verhält sich aber nicht entsprechend. Warum bloß?

Ist Max zu bequem?
Ist Roswita nicht willensstark genug?
Ist Hans ein Choleriker?
Ist Helene von Natur aus so aggressiv?
Können sie ganz einfach nicht anders?

»Fragst du mich das?« Lothar blickt mich abwartend an. »Ich weiß keine Antwort darauf.«

»Sie leiden unter ihrer inneren Kluft. Die hält sie immer wieder von heilsamen Veränderungen ab«, sage ich. »Noch jedenfalls, denn Veränderung, also Heilung, ist prinzipiell immer möglich.«

Wahrscheinlich geht es den meisten Menschen so: Alte Wunden sorgen für Widerstreit im Selbst und gegensätzliche Impulse. So sagen die verwundeten Menschen das eine, tun aber das andere. Sie sehnen sich nach Besserung, verkünden auch gern ihren guten Willen, scheitern aber an der Umsetzung ihrer Vorsätze, weil sie Besserung auf den tieferen Ebenen ihres Daseins nicht zulassen können. Noch nicht jedenfalls.

Darauf angesprochen, verstricken sie sich in Ausflüchte und behaupten schließlich, ein innerer Schweinehund, mächtig wie ein Dämon, halte sie davon ab. Bisher immerhin.

»So habe ich es ja auch erlebt«, bestätigt Lothar.

Der innere Widerstreit, die gegensätzlichen Impulse, vergebliche gute Vorsätze sind sehr ungesund. Sie nähren ungesundes Verhalten und untergraben das Selbstwertgefühl des betroffenen Menschen.

Was sieht Max, wenn er in den Spiegel blickt? Was erblickt Roswita? Was sehen Hans und Helene?

Sie sehen eine Kluft, eine Lücke nämlich zwischen dem Menschen, der sie in positivstem Sinne sein können, und der Person, die sie in nicht ganz so positivem Sinne sind.

Sie sehen die eigene Verachtung.

Gibt es etwas Ungesünderes als das? Ich glaube nicht.

Durch meine Arbeit als spiritueller Heiler in einem Berliner Ärztehaus meine ich zu wissen: Alte Wunden sorgen für nachhaltige Widersprüche, konträre Impulse und in der Folge für eine extrem negative Sicht auf die eigene Person.

Die Wunden haben einen angeschlagen, die Widersprüche geschwächt, konträre Impulse sorgten außerdem für großen Kraftverlust. Doch so richtig krank machten und machen Gedanken der Selbstverachtung oder, schlimmer noch, Selbstverdammung.

Ich behaupte: Sämtliche Krankheiten, sämtliche Symptome knüpfen daran an, lassen sich daraus herleiten.

Resonanzmedizin ist die Lehre von der Lösung dieser Verkettungen und vom Schließen der inneren Kluft.

»Deine innere Kluft hat sich durch die Traumaablösung wahrscheinlich weitgehend geschlossen«, sage ich zu Lothar.

»Vollständig nach meinem Gefühl«, grinst er mich an.

»Umso hilfreicher ist es«, erwidere ich, »wenn du als Nächstes deinen Verstand hinter dir lässt.«

Den Verstand hinter sich lassen – *die zweite Praktik*

Der Verstand kann uns der Gesundheit näher bringen, doch Genesung durch den Verstand ist unmöglich. Der Verstand heilt nicht. Tatsächlich ist es hilfreich, den Verstand hinter sich zu lassen, um sich seiner Gesundheit weiter anzunähern.

»Interessant«, kommentiert Lothar, »und irgendwie auch eine kühne Vorstellung.«

Ich meine das auch tatsächlich bildlich genau so. »Stelle dir deinen Verstand«, sage ich daher nun, »als eine innere, wesenhafte Instanz vor. Gib dieser Instanz in deiner Fantasie ein Gesicht und einen Namen. Herr Ratio zum Beispiel.«

»Nicht gerade originell«, sagt Lothar, »aber okay, ich gebe ihm auch ein Gesicht.«

»Auf Originalität kommt es weniger an als auf Plausibilität«, sage ich. »Herr Ratio mäkelt an allem rum, hat ständig irgendwelche Einwände. Träume findet er irrational, und über Spiritualität macht er sich lustig, denn Herr Ratio ist sehr kritisch und entdeckt ständig irgendwelche Ungereimtheiten. Du kennst diese Type und kannst sie auch beschreiben. Stimmt's?« Woraufhin Lothar mir ausmalt, was er vor seinem geistigen Auge sieht.

»Eigentlich ganz nett«, sage ich. »Immerhin hilft er dir ja auch, nicht ständig auf irgendeinen Unsinn hereinzufallen, was durchaus sympathisch ist. Allerdings wertet Herr Ratio gern ab, was sich nicht sofort seiner rationalen Deutungshoheit unterordnet. Gott zum Beispiel, das finde ich persönlich nicht so sympathisch.«

»Weil du auf Gott und Religion stehst«, sagt Lothar. »Was ist mit den Leuten, die Probleme damit haben?«

»Denen erkläre ich, dass es einen Unterschied zwischen Konfessionen, also Glaubenssystemen und den Verwaltern von Glaubenssystemen, gibt und Spiritualität an sich.«

»Okay, ich erkenne, was du meinst«, erwidert Lothar.

»Mir geht es um Heilung. Mir geht es um Gesundheit. Mir geht es um Lebendigkeit. Um Hinwendung zum Leben. Wenn Herr Ratio das Heilige und die Heiligen madig macht, so ist das garantiert nicht heilsam, weil im Menschen dabei etwas stirbt. Und das ist mehr als nur der Glaube.«

Um in Spiritualität einzutauchen, also Heilung zu erfahren, davon bin ich wirklich überzeugt, ist es notwendig, seinen Verstand hinter sich zu lassen.

Und genau das bitte ich Lothar jetzt zu tun: seinen Verstand als wesenhafte Instanz, nämlich als Herrn Ratio, nicht neben sich, auch nicht vor sich, sondern hinter sich zu sehen und sich vorzustellen, von nun an so auch durchs Leben zu gehen: mit der Ratio im Schlepptau, gewissermaßen.

Lothar findet diese Vorstellung noch immer etwas kurios, auch irgendwie verkopft, doch kann ich ihn schließlich vom praktischen Nutzen der Vorstellung überzeugen. Ich halte die Personalisierung des Verstandes für eine sehr effektive Methode, um ihn in die Schranken zu verweisen. Wahrscheinlich haben wir unseren Verstand so ja noch nie gesehen – als Type. Menschen, so ist das nun mal, verstehen abstrakte Dinge leichter, wenn sie diese personalisieren. Das ist in der Politik so, in der Wirtschaft auch und bei spirituellen Themen ebenso, ganz besonders, wenn es um Heilung geht. Personalisiert ist das Phänomen besser zu greifen und zu begreifen.

Deshalb visualisieren auch Sie, liebe Leserin, lieber Leser, Ihre Ratio, diese unwahrscheinlich vernünftige Type, nun bitte hinter sich. Hinter Ihrem Rücken darf sie gern für Ordnung sorgen, darf die Vergangenheit sortieren, darf die Biografie verstandesmäßig systematisieren. Das schadet nicht, ist manchmal sogar hilfreich, doch die Gegenwart rationalisieren, das sollte sie nicht dürfen, und auch die Zukunft gehört der vernunftsmäßigen Erwartung der Ratio entzogen.

Dann überrascht Sie das Leben an sich. Dann begeistert Sie die Gegenwart. Dann öffnen Sie sich für Ihre Zukunft, schöpfen aus Ihrer Vergangenheit und feiern Ihre Präsenz im Hier und Jetzt – und können umso leichter am Quell-Code des Daseins andocken. Plötzlich sind Sie mit allem verbunden und in Resonanz.

Vom Urknall und was noch so durchgeknallt ist

»Du behauptest«, sagt Lothar an einem dieser lichten Seminartage zu mir, »alles ist mit allem verbunden – warum eigentlich?«

»Du könntest auch fragen, warum schwingt das Universum, warum gehen wir in Resonanz?«, erwidere ich.

»Und«, fragt er mit der Andeutung eines Lächelns, »warum ist das so?«

»Weil alles, was ist, aus Energie und Information besteht«, antworte ich. »Weil alles, was ist, einer Quelle allen Seins entstammt. Weil es einen Quell-Code allen Daseins gibt, gegenwärtig im Licht des Ungeformten Göttlichen Seins. Und weil alles, was ist, über diesen Quell-Code in Verbindung steht und somit im Licht des Ungeformten Göttlichen Seins ruht.«

»Und weiter«, fordert Lothar, offenbar noch nicht ganz zufrieden.

Ich behaupte, dass sich die Verbindung von allem mit allem wissenschaftlich herleiten lässt: Am Anfang war die Singularität – unser späteres Universum zusammengestaucht auf einen Punkt, winziger als ein Stecknadelkopf. Alles war da definitiv auf kleinstem Raum mit allem verbunden, energetisch, informell. Bis es, laut Physik, mit dem Urknall zu einer explosionsartigen Ausdehnung und der Schaffung von Zeit, Raum und Materie kam. Damit, so könnte man denken, habe sich alles irgendwie von allem entfernt, energetisch wie informell – so weit, wie das Universum heute eben ausgedehnt ist.

Das ist einerseits unübersehbar richtig. Man muss nur in den nächtlichen Sternenhimmel schauen, um es zu begreifen. Und gleichzeitig falsch, weil es das physikalische Gesetz der Verschränkung gibt.

Modernste Physik hat in mehreren Versuchen beweisen können, dass Elementarteilchen miteinander verbunden bleiben und interagieren, auch wenn sie getrennt und kilometerweit voneinander entfernt werden. Tatsächlich ist dies der logische Beweis dafür, dass prinzipiell jedes mit jedem verbunden sein muss – energetisch wie informell –, da ja alles elementar aus einer einzigen Quelle allen Seins stammt und gemäß Energieerhaltungssatz auch nicht verloren gehen kann. Wenn auch in veränderter Form, da es Statik und Stillstand in unserer bewegten und sich bewegenden Welt auch nicht geben kann.

Dass das Bewusstsein am Anfang der Zeit gleichermaßen ins Universum durchgeknallt ist, erscheint an dieser Stelle vielleicht etwas weit hergeholt. Doch die energetisch-informelle Grundqualität allen Seins, die heute kein Quantenphysiker mehr in Zweifel zieht, muss ja von Anbeginn unseres Universums gegeben gewesen sein.

»Verstehe ich nicht«, sagt Lothar und macht ein unzufriedenes Gesicht.

Am Anfang war das Bewusstsein

»Am Anfang war die Singularität«, wiederhole ich.

»Von mir aus, aber welchen Platz hatte das Bewusstsein darin?«, will Lothar jetzt wissen.

Für die Antwort zitiere ich Professor Anton Zeilinger, Quantenphysiker und Präsident der Österreichischen Akademie der Wissenschaften. »Es könnte sein, dass das Denken für die Welt konstitutiv ist«, hat Zeilinger in einem Interview gemutmaßt.

Unter »konstitutiv« ist »schöpferisch formend« zu verstehen. Diese Aussage markiert nichts Geringeres als einen Paradigmenwechsel der Physik. Die alte Lehre der Newton-Mechanik ist passé. Das Leben ist kein Uhrwerk, wo Zahnräder grobmechanisch ineinandergreifen, um es ewig ablaufen zu lassen. Alles Dasein beruht vielmehr auf äußerst feinen Wechselwirkungen. Und Bewusstsein scheint das eigentliche verbindende und formende Element zu sein.

Somit gewinnen Teile der Genesis eine aktuelle, fast wissenschaftliche Dimension. »Am Anfang war das Wort«, heißt es. Dieses ist als konstitutiv, also schöpferisch formend zu verstehen. Wo das Wort ist, ist das Bewusstsein jedenfalls nicht fern. Und so beschreibt die Genesis weiter: »Und das Wort war bei Gott.« Nur Gott hatte gemäß Thora und Bibel am Anbeginn der Zeit das Sagen.

»Also auch damals, als das Universum noch stecknadelkopfgroß war?«, Lothar blickt mich abwartend an.

»Womöglich«, erwidere ich. Wer weiß eine Frage von derart kosmischer Größe schon mit Gewissheit zu beantworten außer die Quelle allen Seins selbst, also Gott. Man könnte daher denken, eine Antwort auf diese Frage sei vielleicht gar nicht zu bekommen. Außerdem ist das Bewusstsein ja nun mal da, dankenswerterweise, weil jeder sein eigenes hat und man sich somit ganz eigene Gedanken über sich selbst, die Welt und das eigene Bewusstsein machen kann. Doch damit erscheint das Bewusstsein irgendwie separiert und losgelöst, was aber nicht sein kann, weil ja alles mit allem verbunden sein muss – wie wir bereits festgestellt haben.

»Klingt logisch«, sagt Lothar, »jedoch nicht rational. Aber Herrn Ratio habe ich ja auch hinter mir gelassen.«

Jemand aus der Gruppe lacht über die Bemerkung.

Mir ist die Sache ernst, trotzdem muss ich mitlachen. »Stellt euch das bitte möglichst plastisch vor«, bemerke ich später. »Dieses energetisch-informelle Feld muss die Qualität von Intelligenz und Bewusstsein beinhalten und somit die eigentliche Trägersubstanz von allem Sein darstellen, immateriellem wie materiellem. Alles, was ist, existiert demnach innerhalb dieses Feldes.«

»Damit sind wir wieder beim Quell-Code«, sagt Lothar, »beim göttlichen Feld.«

»Ja«, bestätige ich. »Und das göttliche Feld, der Quell-Code des Daseins, gewinnt als Licht des Ungeformten Göttlichen Seins seine wahrnehmbare Qualität.«

»Dabei kann ich mitgehen«, nickt Lothar mit einem irgendwie leuchtenden Lächeln.

»Resonanz«, wiederhole ich, »ist also nur möglich, weil es das göttliche Feld, den Quell-Code des Daseins gibt.«

Was sagen Sie dazu, liebe Leserin, lieber Leser? Ruhen Sie noch in der feinen Qualität? Falls Sie mit einem »Nein« antworten wollten, so wiederholen Sie am besten die bereits beschriebene Methode des Einleuchtens dieser Energie, also »Andocken am Quell-Code des Daseins«, und gehen erneut in heilsame Resonanz.

Der Quell-Code und Resonanz über die Aura

Während ich 2012 »Resonanzmedizin – Manifest der nachhaltigen Heilkunst« schrieb, mit rund 650 Seiten mein bisher umfassendstes Lehr- und Praxishandbuch, hatte ich immer wieder Träume dazu. Eine zentrale Erkenntnis kam mir so in den Sinn, denn den folgenden Gedanken habe ich tatsächlich in unterschiedlicher Form mehrfach geträumt: Wo das Licht hinfällt, wird es vom Naturgesetz aufgefangen.

»Schräger Satz«, lacht Lothar. »Der kann einem ganz schön durchs Gehirn stolpern.«

»Wenn er nicht so schwerelos und folgerichtig ankommen würde«, erwidere ich.

Damit Licht sich als Licht fortbewegt und auch als Licht ankommt und nicht als irgendetwas anderes, bedarf es einer dem Licht vorauseilenden Qualität. Es muss also etwas geben, was schneller als das Licht ist, nämlich das Naturgesetz – hier ein Synonym für den Quell-Code des Daseins, das Gottesfeld. Dass eine höhere Geschwindigkeit als Lichtgeschwindigkeit existiert, gilt jedenfalls auch physikalisch als erwiesen.

Dieses naturgesetzliche Informations- oder Gottesfeld, das das mit Lichtgeschwindigkeit dahineilende Licht vorfindet, wohin es sich auch bewegt – dieser Quell-Code allen Seins umgibt und durchdringt demnach jegliches Existierende.

»Alles, was ist«, sage ich, »ist in diesen Quell-Code eingebettet und wird nach dem Resonanzprinzip durch den Quell-Code charakterisiert und konfiguriert.«

Lothar blickt mich fragend an: »Wenn ich also auch aus dem Quell-Code konfiguriert und charakterisiert werde, woher kommt dann meine eigene Persönlichkeit? Habe ich überhaupt eine? Oder ist die vielleicht nur eingebildet?«

Keine Angst! Das sage ich jetzt auch Ihnen, liebe Leserin, lieber Leser. Sie und ich, wir haben unsere Individualität, gewoben aus individueller Herkunft, individuellen Erfahrungen und individuellen Erkenntnissen. Allerdings: Wie sich am Anfang unseres Lebens die befruchtete Eizelle zum Embryo entwickelte, wie unsere Stammzellen »wussten«, auf welchem Wege sie zu Leberzellen oder zu Hirnzellen werden, woher das Blut weiß, in welche Richtung es zu fließen hat, wieso man zweite Zähne bekommt, dritte aber nur auf Krankenschein, wieso Haare und Fingernägel nachwachsen, Arme und Beine aber nicht – dies entscheidet sich in Resonanz mit dem Quell-Code. Denn im Gottesfeld sind gewissermaßen Eckdaten unseres Daseins abrufbar.

»Interessant«, bemerkt Lothar. »Wie erfolgt dann der informelle Abgleich mit dem Quell-Code?«

»Über die individuelle Aura«, antworte ich. »Nach meiner Kenntnis besitzt jeder Mensch, tatsächlich jedes Lebewesen, eine Aura.«

Zur Wahrnehmung der Aura – *die dritte Praktik*

Der Begriff Aura kommt ursprünglich aus dem Griechischen und bedeutet Hauch. Tatsächlich umgibt die Aura den Menschen wie ein Hauch aus Licht. Die Kabbalisten bezeichneten damit den lichten Dunstkreis, der jeden Menschen sichtbar umgibt. Treffender für das heutige Verständnis der Aura ist jedoch der Bezug auf die Aurora, die lateinische Bezeichnung für die Morgenröte, dem Leuchten, das dem Sonnenaufgang vorausgeht und die Erde umhüllt. Jeder Mensch ist von einem Leuchten umgeben, je nach Typ und Gesundheit verschiedenfarbig – seiner persönlichen Aura, einem sehr komplexen Energiefeld, bestehend aus verschiedenen Ebenen, meistens Schichten genannt, die einander durchdringen.

In Seminaren bringe ich den Teilnehmern und Teilnehmerinnen nahe, die eigene Aura zu sehen. Das Verfahren dazu ist einfach. Auch Lothar gelingt es sofort. Doch das Ergebnis irritiert ihn.

Damit Sie, liebe Leserin, lieber Leser, an dieser Stelle unvoreingenommen bleiben, erzähle ich Ihnen lieber später davon. Nachdem ich Ihnen das Verfahren zur Wahrnehmung der eigenen Aura folgendermaßen gezeigt habe:

Begeben Sie sich nun bitte in eine Meditationshaltung mit möglichst gerader Wirbelsäule.

- Schließen Sie die Augen.
- Konzentrieren Sie Ihr Bewusstsein nun in der Mitte Ihrer Brust.
- Stellen Sie sich vor, wie Sie mit Ihrem Bewusstsein in gerader, horizontaler Linie nach rechts wandern – bis zur Hautunterseite am rechten Oberarm.
- Dort angekommen verlagern Sie Ihr Körpergewicht minimal nach rechts.
- Stellen Sie sich nun vor, wie Sie mit Ihrem Bewusstsein am Oberarm aus Ihrem Körper austreten, um sich in gerader, horizontaler Linie in Ihre Aura hineinzubewegen.
- Bewegen Sie sich so achtsam wie nur möglich in Ihrer Aura. Achten Sie auf jegliche Wahrnehmungen. Erscheinen Ihnen diese angenehm? Weniger angenehm? Unangenehm? Beängstigend? Schmerzhaft? Oder im Gegenteil wohltuend, sogar lustvoll? Achten Sie auf Farbwahrnehmungen und strukturelle Besonderheiten wie wattige Empfindungen, Ausfransungen, fedrige Erscheinungen, Wechsel der Konsistenz und Dichte, mögliche Abstufungen oder Schichtungen, Einsprengsel, was auch immer.
- Bewegen Sie sich bis an die äußerste Grenze Ihres individuellen Selbst. So weit, bis das Nichtselbst beginnt, das Fremde. (Sollten Sie Schwierigkeiten

haben, diese Grenze zu finden, so waren Sie nicht achtsam genug, denn als Individuum müssen Sie diese Grenze haben und daher auch finden können.) Also bis zum Beginn des Nichtselbst, des Fremden, des Anderen. Wie weit kommen Sie? Woher wissen Sie, dass Sie die äußerste Grenze Ihres Selbst auf der rechten Seite erreicht haben? Und wie genau ist die äußerste Grenze Ihres individuellen Selbst beschaffen? Nebulös? Ausgefranst? Ausfasernd? Klar abgegrenzt? So ähnlich oder ganz anders?

- An der äußersten Grenze Ihres Selbst angekommen, bewegen Sie sich bitte genauso achtsam in Ihrer rechten Auraseite in Richtung Ihres biologischen Körpers zurück. Wiederum sorgfältig auf sämtliche Veränderungen achtend.
- Wenn Sie wieder in der Mitte Ihres biologischen Körpers angekommen sind, zentrieren Sie sich erneut für ein, zwei Minuten.
- Anschließend erforschen Sie mit Ihrem Bewusstsein genauso achtsam Ihre linke Auraseite.
- Verlagern Sie Ihr Körpergewicht dazu minimal nach links und so weiter …

Wie haben Sie Ihre linke Aurahälfte nun wahrgenommen? Anders als die rechte? Hat eine Seite einen angenehmeren Eindruck als die andere hinterlassen? Haben Sie links wie rechts oder nur auf einer Seite Schichten gespürt? Unterschiedliche Dichte? Fedrige, faserige, ausgefranste oder nebulöse Übergänge? Hat Ihnen irgendetwas Angst gemacht? Rechts? Oder links? Und wie unterschiedlich waren Ihre rechte und Ihre linke Aurahälfte?

Haben Sie eine Links-rechts-Gewichtung gespürt?

So ist es Lothar und vielen anderen ergangen, tatsächlich den meisten. Denn nur sehr wenige Menschen nehmen keinen Unterschied zwischen der rechten und der linken Aurahälfte wahr, weil sie eine ausgeglichene Aura haben. Doch je ausgeglichener die Aura, desto störungsfreier und damit harmonischer ist der informelle Abgleich mit dem Quell-Code ihres Daseins.

Dies hängt mit der Aktivität der Hirnhemisphären zusammen. Die linke Hirnhälfte ist vor allem für die logisch-rationale Verarbeitung zuständig und prägt die rechte Auraseite, während die rechte Hirnhälfte eher assoziativ-emotional verarbeitet und die linke Auraseite prägt.

Dadurch kann sich ein sogar drastisches Links-rechts-Ungleichgewicht ergeben, das eines Ausgleiches bedarf.

Hinzu kommt: Ein Hineinspüren in die Aura kann für heftige emotionale Reaktionen sorgen. Verborgene Gefühle von Trauer werden durch die Wahrnehmung der Aura plötzlich hervorgeholt. Lange verschüttete Trauergefühle können plötzlich wieder hochsteigen. Dies ist nicht angenehm, aber dennoch heilsam. Denn allein dadurch wird zumindest ein Teil davon gelöst und auch aufgelöst.

Auch dies hat Lothar unter meiner Anleitung erlebt. Auf der linken Auraseite hatte er das Empfinden, in dunkle Wolken von Trauer und auch Wut einzutauchen. Umso irritierender für ihn, als er davon ausgegangen war, diese Gefühl mit meiner Hilfe bereits aufgelöst zu haben.

»Vollständig befreit zu werden, ist eine längere Reise«, entgegne ich ihm. »Aber freue dich, denn du bist eindeutig auf dem Weg.«

Auch diese Aussage irritiert. Doch dann zeige ich ihm die nächste Methode, die Praktik zur Harmonisierung der eigenen Aura, und seine Irritation weicht einem anderen Empfinden.

Zur Harmonisierung der Aura – *die vierte Praktik*

Lothar weiß von meiner Liebe zur Musik. Ich hatte ihm erzählt, ich sei mit Gesang aufgewachsen, ja, von meiner Mutter ins Leben gesungen worden, hätte erst Trompete, dann Saxophon und Gitarre gelernt. Daraufhin will er mir etwas vorspielen und auch -singen. »Sangre, Sangre« stimmt er für mich an, ein altes Flamencolied, danach »Me Vienen Siguiendo«. Zwei Stücke, die ich bereits kenne, aber so noch nicht gehört habe – nicht so eindringlich und direkt.

Das war an dem Abend nach der erstmaligen Anwendung der Methode zur Harmonisierung der eigenen Aura. Wie bei der Traumaablösung wird auch hierbei unmittelbar ein energetischer Effekt spürbar, den man selbst wahrnehmen kann, den aber auch andere spüren können, ebenfalls als Welle, nur sehr viel sanfter und feiner.

Wie oft er diese Methode anwenden könne, fragt mich Lothar, nachdem er etwa 20 Minuten in einem Zustand tiefen inneren Friedens verbracht hat.

Ein, zwei Mal pro Woche würde ich für sinnvoll halten, erwidere ich, nicht häufiger. Daraufhin macht er ein beinahe trauriges Gesicht – so gut hat ihm das Verfahren gefallen. Doch sehen Sie, liebe Leserin, lieber Leser, nun selbst, wie die Harmonisierung der Aura sich für Sie anfühlt:

Begeben Sie sich dafür erneut in eine Meditationshaltung mit möglichst gerader Wirbelsäule.

- Schließen Sie Ihre physischen Augen.
- Konzentrieren Sie Ihr Bewusstsein wiederum in der Körpermitte.
- Um sich dann mit Ihrem Bewusstsein zuerst in Ihre rechte Körperhälfte auszudehnen.
- Gefolgt von der Ausdehnung in die linke Körperseite.
- Nehmen Sie Ihre Hautoberfläche wahr, die Luft auf Ihrer Haut.
- Dann dehnen Sie sich mit Ihrem Bewusstsein über den Körper hinaus aus. Bis an die Grenze Ihres Selbst. Dabei geht der erste Ausdehnungsimpuls nach rechts, gefolgt von der Ausdehnung nach links.
- In voller Ausdehnung haben Sie das Empfinden, Ihren biologischen Körper wie eine Blase zu umhüllen. Wahrscheinlich fühlt sich Ihr Körper auch ein wenig geschrumpft an.
- Nun stellen Sie sich vor, dass aus Ihren Armgelenken spirituelle Arme (und Hände) wachsen. So lang, dass die linke wie die rechte spirituelle Hand die äußerste Grenze des Selbst erreichen kann.
- Harmonisieren Sie Ihre Aura nun mit langsamen, sanft verwirbelnden Bewegungen.
- Genießen Sie die zunehmende Harmonisierung so wachsam wie möglich.
- Um anschließend in der harmonisierten Weite Ihres Selbst zu ruhen – so lange, wie Sie mögen.

- Anschließend ziehen Sie sich mit Ihrem Bewusstsein wieder in Ihren Körper zurück. Dies geschieht auch automatisch, wenn Sie mit Ihren Händen Ihre Oberarme reiben, auf die Oberschenkel klopfen und dabei die Füße bewegen.

Wie fühlen Sie sich jetzt? Ich hoffe, ausgeglichen. Wiederholen Sie nun »Andocken am Quell-Code des Daseins – die erste Praktik«, dann haben Sie wahrscheinlich ein göttliches Empfinden.

Die Heilenergie der Göttlichen Mutter empfangen – *die fünfte Praktik*

Wie er anderen helfen könne, hatte mich Lothar bereits vor einigen Monaten gefragt. Zu Zeiten, als er selbst noch am meisten Hilfe brauchte. Damals hatte ich ihn erst mit dem weißlichen Energiestrom des Ungeformten Göttlichen Seins verbunden, dann mit der rötlichen Heilenergie der Göttlichen Mutter.

Die rötliche Heilenergie (wie ich sie verknappt auch nenne) wirkt besonders auf die biologische Ebene. Als ich Lothar behandelte, hatte er gerade eine Grippe auskuriert und fühlte sich noch etwas schwach. Ein guter Grund, ihn mit der rötlichen Heilenergie zu behandeln. Doch als ich gerade beginnen wollte, fiel ihm ein, dass er seit einiger Zeit immer wieder Schmerzen in den Kniegelenken hatte – ein Grund mehr für den Heilstrom der rötlichen Energie.

Dafür vergegenwärtigte ich mir zunächst meine Verbindung mit der Göttlichen Mutter, die Tatsache, dass ich mit ihrer Energie verbunden war und diese Energie daher über meine Handflächen ganz direkt in bestimmte Organe oder konkrete Körperregionen leiten konnte, um dann die rötliche Heilenergie für eine Aktivierung von Lothars körpereigener Abwehr in seine Thymusdrüse strömen zu lassen. Dafür legte ich eine Hand auf seine Brust und leitete die Heilenergie dann zur Thymusdrüse.

Anschließend ließ ich die rötliche Heilenergie in seine Knie strömen, zusätzlich noch in seine Hüftgelenke.

Einige Tage später berichtet er mir, wie gut ihm das getan habe. Doch nun möchte ich, dass die Energie der Göttlichen Mutter auch Ihnen, liebe Leserin, lieber Leser, zugutekommt.

Dafür muss man weder die Bibel gelesen haben noch einer Kirche angehören. Hilfreich ist dagegen die Vorstellung von der Göttlichen Mutter (Maria) als aufgestiegene Meisterin. Vergegenwärtigen Sie sich nun Ihre Sehnsucht nach dem Heiligen, Ihr kindliches Sehnen nach einer himmlischen Übermutter, um sich der Göttlichen Mutter zuwenden zu können. Wiederholen Sie »Andocken am Quell-Code des Daseins«, um unmittelbar im Anschluss folgendermaßen vorzugehen:

- Bleiben Sie in Meditationshaltung mit möglichst aufrechter Wirbelsäule, die physischen Augen geschlossen.
- Blicken Sie direkt nach oben in den Heiligen Raum.
- Stellen Sie sich vor, dass die Göttliche Mutter sich im Heiligen Raum zeigt. Betrachten Sie die Erscheinung der Göttlichen Mutter mit so kindlichen Augen wie möglich. Erkennen Sie die Göttliche Mutter als vollständige Verkörperung von Mitgefühl, Barmherzigkeit, Milde und Liebe. Aus dem mitfühlenden und liebevollen Herzen der Göttlichen Mutter strömt nun ihre rötliche Heilenergie. Ein endloser und lichter Strom von heilsamer Liebe.

- Stellen Sie sich vor, dass dieser rötliche Heilstrom nun in Ihren Kopf strömt.
- Dann auch in Ihren Brustkorb, in den rechten und den linken Arm, in Ihr Herz, Ihre Lunge, weiter in Ihren Bauch, in sämtliche Organe, dort weiter in Ihren Unterleib, in die Organe, von dort ins rechte und ins linke Bein. Überallhin strömt die Heilenergie der Göttlichen Mutter. Bis die Energie sämtliche Zellen erfüllt und Sie, liebe Leserin, lieber Leser, die vollständige Resonanz mit der Göttlichen Mutter erleben. Genießen Sie diese Verbindung mit der subtilen rötlichen Heilenergie.
- Danken Sie der Göttlichen Mutter für die empfangene Gnade.

Wiederholen Sie die erste und die fünfte Praktik in direkter Folge idealerweise mehrere Wochen lang an jedem Tag.

Die sieben energetischen Zentren

Einige Wochen nachdem ich Lothar die fünfte Praktik gezeigt hatte, schickte er mir eine Mail: »Bekannter mit Rheuma wünscht meine Hilfe. Habe ihm von deinen Seminaren erzählt und was ich dort gelernt habe. Nun will er von mir behandelt werden. Ist die Aufgabe nicht zu groß für mich?«

»Nein, vielmehr großartig«, antworte ich. »Traue dich einfach.«

»Wie genau?«, schreibt er Minuten später zurück.

Interessant. Das habe ich ihm längst gezeigt. Allerdings verstehe ich seine Unsicherheit. Doch bevor ich die Anleitung zur energetischen Behandlung auch für Sie, liebe Leserin, lieber Leser, wiederhole, ist es notwendig, die sogenannten Chakren kennenzulernen, die feinstofflichen energetischen Zentren eines Menschen.

Mit Büchern über die Chakren kann man ganze Bücherwände füllen. Ich konzentriere mich also auf das Wesentliche: Von den sieben zentralen Chakren wird hier die Rede sein. Diese sieben dienen unter anderem der Verbindung von Aura und biologischem Körper und drehen sich rechts- oder linksherum, je nachdem, ob sie gerade Energie aufnehmen oder abgeben. Sie haben unterschiedliche Farben und können auch in diesen Farben wahrgenommen werden. Nur das siebte Chakra,

Kronenchakra genannt, weil es wie eine Krone auf dem Kopf sitzt, ist weißlich und daher sehr subtil. Deswegen beginne ich meine Darstellung auch damit.

Das Kronenchakra ist das feinste der subtilen Energiezentren. Es ist eine Art Fenster zur Wahrnehmung des Heiligen und der Heiligen und öffnet sich am höchsten Punkt des Kopfes nach oben.

Das sechste Chakra ist das Dritte Auge auf der Stirn. Es öffnet sich nach vorn (auch nach hinten) und ist das Zentrum der Intuition. Das Dritte Auge ist sehr fein, jedoch nicht ganz so fein wie das Kronenzentrum, und zeigt sich daher meistens mit einer konkreten Färbung.

Alle weiteren energetisch-feinstofflichen Zentren sind subtil, also sehr fein, aber immer in einem etwas geringeren Maße als das höher gelegene. So auch das fünfte, das Kehlkopfchakra am Kehlkopf. Es öffnet sich ebenfalls nach vorn (auch nach hinten) und dient als feinstoffliches Zentrum der Kommunikation (nicht zuletzt der sprachlichen).

Gefolgt von dem vierten, dem Herzzentrum, in der Mitte der Brust in Höhe des Herzens gelegen, Zentrum des Gebens und Empfangens von Liebe (sowie auch sämtlicher verirrter Formen von Liebe). Auch dieses öffnet sich nach vorn (und nach hinten).

So auch das dritte, das Solarplexuschakra, zwei Fingerbreit oberhalb des Bauchnabels gelegen und auch Zentrum der Macht genannt. Über den Solarplexus werden die Energien anderer Lebewesen wahrgenommen und zu einem mehr oder weniger geringen Teil auch aufgenommen. Über den Solarplexus nehmen wir energetisch Raum ein.

Auch das folgende, das zweite Zentrum, etwa eine Handbreit unterhalb des Bauchnabels gelegen, öffnet sich nach vorn (und auch nach hinten). Dies ist das Sexualchakra, auch Zentrum biologischer Kreativität genannt. Sinnlichkeit und die Frucht von Sinnlichkeit sind die zentralen Themen hier.

Das erste und damit letzte hier betrachtete Energiezentrum ist das Wurzelchakra. Es liegt am Damm zwischen Sexualorgan und Anus, öffnet sich lediglich nach unten und ist das Zentrum der Vitalität und des Überlebensimpulses.

Diese sieben energetisch-feinstofflichen Zentren repräsentieren sieben zentrale Lebensthemen. Sich mit diesen Themen zu befassen, ist heilsam. Eines oder mehrere davon zu ignorieren, ist auf Dauer ungesund. Allein die Befindlichkeit der Chakren zu erfassen, ist daher bereits heilsam, und genau darum geht es bei der folgenden Methode:

Wahrnehmung der Chakren durch die Chakrenatmung – *die sechste Praktik*

Die Wahrnehmung der eigenen Chakren gelingt über den Atem. Genauer: beim Einatmen (obwohl dies auch beim Ausatmen möglich ist). Beim Einatmen strömt Atemluft in die Lunge. Je nachdem, wie tief eingeatmet wird, füllt sich die Lunge mehr oder weniger mit Luft. Das Atemgewahrsein kann mit dem Atem jedoch an jede beliebige Stelle des Körpers gelenkt werden, denn das Atemgewahrsein folgt unserer Absicht. Wenn ich also beabsichtige, in meinen rechten großen Zeh zu atmen, so bewirkt dies eine besondere Wahrnehmung im rechten großen Zeh, die sich deutlich von der Wahrnehmung im linken großen Zeh und anderen Körperregionen unterscheidet. Mit dem Atemgewahrsein können wir daher zu jeder beliebigen Stelle unseres eigenen Körpers hinspüren (und sogar noch darüber hinaus in außerkörperliche Bereiche).

Doch hier sollen mit dieser Methode die einzelnen energetisch-feinstofflichen Zentren wahrgenommen werden. Wie gesagt, mit dem Einatmen, weil die meisten Menschen dabei deutlichere Wahrnehmungen als beim Ausatmen haben. Hilfreich ist beim Hinatmen die Vorstellung einer inneren Anhauchung. Ihr Gewahrsein wird gewissermaßen von innen, also aus dem Körper heraus ins Chakra hinein gehaucht. Manche Menschen haben das Empfinden, ihr Atem und Gewahrsein würden irgendwie ins Chakra hineinnebeln. Und im Moment der nebulösen Einhauchung entsteht die Wahrnehmung. Plötzlich und präzise. So präsent, als würde jegliche Möglichkeit der Einbildung von jetzt auf gleich von der realen Wahrnehmung überholt. Und zwar mittels der sogenannten Chakrenatmung:

Nehmen Sie dafür erneut eine Meditationshaltung ein, mit geschlossenen Augen und möglichst aufrechter Wirbelsäule.

- Achten Sie auf den Luftstrom beim Einatmen, nicht aber aufs Ausatmen (oder genau umgekehrt, wenn Sie die weniger gebräuchliche Methode nutzen wollen).
- Atmen Sie mit dem nächsten Atemstrom zum Damm zwischen Sexualorgan und Anus.
- Spüren Sie mit dem nächsten Einatmen die an dieser Stelle wahrnehmbare Energie, die Energie Ihres Wurzelchakras.
- Um dann folgende Vorstellung zu haben: nämlich, dass aus Ihrem Wurzelchakra ein silberner Faden, fein wie ein Spinnenfaden, herauswächst. Durch den Stuhl oder das Kissen, auf dem Sie sitzen, in den Boden bis in die Erde hinein. Visualisieren Sie in der Erde eine Baumwurzel oder einen Felsbrocken, um den Sie Ihren silbernen Faden mehrfach schlingen – bis dieser hält, ohne sich zu lösen.

- Dann atmen Sie wieder ins Wurzelchakra, um erneut dessen Energie wahrzunehmen. Und dies ist keine Aufforderung zur Einbildung.
- Atmen Sie so konzentriert wie nur möglich ins erste Chakra, Zentrum Ihrer Vitalität und Ihres Überlebensimpulses, um dessen Energie so genau wie möglich zu spüren.
- Dann dehnen Sie diese Energie aus.
- Nehmen Sie die energetische Form wahr (wie auch immer diese ist: schüssel-, teller-, spiral- oder kastenfömig, kristallin oder amorph – alles ist möglich, nur wie ein Auto sieht die energetische Form sicher nicht aus).
- Um anschließend die Farbe wahrzunehmen (wie auch immer diese ist: transparent, pastellartig, satt, gedeckt oder blass – nur eingebildet soll sie nicht sein, denn es geht hier um tatsächliche Wahrnehmung).
- Anschließend stellen Sie sich bitte vor (Achtung: Hier geht es nun um Vorstellung, also Einbildung), dass Sie mit den nächsten Atemzügen etwas von der Energie des Wurzelchakras und den silbernen Faden hinaufziehen zum Sexualchakra. Genauer: zu dessen Wurzel in der Wirbelsäule.
- Um dann in die Energie des sich nach vorn öffnenden Sexualchakras hineinzuatmen und diese Energie so exakt wie möglich zu spüren. Erst in ihrer Ausdehnung, dann in ihrer Form und schließlich farblich.
- Anschließend ziehen Sie kraft Ihres Atems und Ihrer Einbildung etwas von der Energie des Sexualchakras und den silbernen Faden hinauf zum Solarplexus-

chakra, um dann dessen Form und Farbe wahrzunehmen.

- Gehen Sie zur Wahrnehmung der weiteren energetischen Zentren auf die gleiche Weise vor (doch vergessen Sie nicht, vor der eigentlichen Wahrnehmung des jeweiligen Zentrums etwas von der Energie des vorigen und den silbernen Faden hinaufzuziehen).

Wichtig beim Erspüren der Chakren ist deren Größe und Strahlkraft. Die Form kann sehr unterschiedlich sein. Nur sehr selten werden Chakren als unnatürlich groß wahrgenommen. Meistens als zu klein. Und diese Empfindung mangelnder Größe hat eine Bedeutung. Wahrscheinlich wird sie von unangenehmen Empfindungen begleitet. Einem Gefühl, dass bei dem betreffenden Chakra »etwas falsch«, »irgendwie nicht in Ordnung« ist. Und dieses Gefühl trügt vermutlich auch nicht. Das Gleiche gilt für eine trübe, schmutzig wirkende Farbe. Eine solche Farbe deutet auf Blockierungen auf der entsprechenden Ebene hin.

Wie gesagt: Die einzelnen Chakren stehen für die verschiedenen Ebenen unseres Daseins. Alle Ebenen sind gleichermaßen wichtig. Echte Vitalität und Gesundheit ist unter Missachtung einer oder mehrerer Ebenen des Daseins nicht zu erlangen. Doch bereits der Versuch, das eigene Dasein möglichst wahrhaftig auf sämtlichen Ebenen wahrzunehmen, ist heilsam. Daher ist der Einblick durch die Chakrenatmung schon für die eigene Gesundheit förderlich.

Zur Harmonisierung der Chakren – *die siebte Praktik*

Um einen anderen Menschen, am besten zunächst einen Familienangehörigen, mit Energie zu behandeln, bedarf es der regelmäßigen Übung der ersten und fünften Praktik und der konzentrierten Absicht, diese auch in Ruhe anzuwenden.

In dieser inneren Haltung setzen Sie sich nun der Person gegenüber, ohne diese jedoch direkt zu berühren (auch nicht mit Ihren Knien).

- Bitten Sie die Person, die Augen zu schließen.
- Vergegenwärtigen Sie sich nun die sieben Chakren beim Gegenüber.
- Vergegenwärtigen Sie sich Ihre eigene Verbindung mit der weißlichen Energie des Ungeformten Göttlichen Seins.
- Reiben Sie kurz Ihre Hände, um den Strom der weißlichen Energie zu aktivieren.
- Richten Sie die Handfläche, mit der Sie die Energie strömen lassen wollen, auf das Kronenchakra Ihres Gegenübers aus.
- Legen Sie die andere Hand auf Ihr eigenes Herz. Dies bewirkt eine besondere Resonanz bei Ihnen – deshalb heißt es auch »Hand aufs Herz«.

- Lassen Sie nun die weißliche Energie aus der Handfläche ins Kronenchakra Ihres Gegenübers fließen.
- Nach etwa 15 Sekunden senken Sie Ihre Hand etwas ab, um die weißliche Energie nun ins Dritte Auge Ihres Gegenübers strömen zu lassen.
- Dann ins Kehlkopfchakra, ins Herzchakra, Solarplexuschakra, Sexualchakra und Wurzelchakra.
- Zuletzt »erden« Sie den Menschen, indem Sie einen Energiefaden vom Wurzelchakra Ihres Gegenübers zum Boden ziehen. Tatsächlich malen Sie diesen Faden mittels Energie. Dies ist der Abschluss der Chakrenharmonisierung.

Diese Praktik kann allein und losgelöst von der nun folgenden angewandt werden, doch eigentlich ist dies wenig sinnvoll, denn ihr Effekt ist äußerst fein und dient vielmehr der Vorbereitung der behandelten Person auf die Aufnahme des eigentlichen Heilimpulses. Und die Anleitung dafür folgt daher nun.

Heilströmen mit der rötlichen Energie – *die achte Praktik*

Unmittelbar nach der Chakrenharmonisierung vergegenwärtigen Sie sich Ihre Verbindung mit der rötlichen Heilenergie der Göttlichen Mutter.

- Dann reiben Sie wieder kurz Ihre Hände.
- Legen Sie eine Hand auf Ihr eigenes Herz.
- Um die rötliche Heilenergie der Göttlichen Mutter aus der Handfläche der anderen Hand strömen zu lassen. Ohne Berührung, also über die Distanz hinweg. Genau dorthin, wo die Heilenergie nach Ihrem Empfinden am dringendsten gebraucht wird.
- Wenn Sie den Impuls spüren, Ihre Hand zum Strömen der rötlichen Energie auch direkt auf den Körper Ihres Gegenübers zu legen, so können Sie dies tun – nachdem Sie zuvor um Erlaubnis gebeten haben.
- Beenden Sie das Heilströmen nach einigen Minuten, indem Sie sich bei der Göttlichen Mutter im Geiste bedanken, Ihre Hände sinken lassen und Ihr Gegenüber bitten, die Augen zu öffnen.

Genau dieses Verfahren hatte ich Lothar gezeigt und ihn auch per E-Mail daran erinnert. Wochen später dann eine weitere E-Mail von ihm: »Soll gewirkt haben. Klient sagt, gehe ihm besser. Erste positive Rückmeldung also. Hurra.« Dahinter drei Ausrufezeichen.

»Das ist erst der Anfang«, schreibe ich zurück. Dahinter vier Ausrufezeichen.

Auch Ihnen, liebe Leserin, lieber Leser, möchte ich dies an dieser Stelle des Buches sagen: »Dies ist erst der Anfang!!!!« Denn jetzt soll es auf eine noch subtilere Weise um Sie selbst gehen. Nämlich Ihr eigenes Wohlbefinden, Ihre eigene Gesundheit. Sie haben bereits einiges dafür getan, doch da geht noch mehr – wie Sie im nächsten Kapitel erfahren werden.

Heilströmen zum ätherischen Doppel – *die neunte Praktik*

Man braucht Strom, bezieht Strom, spart Strom und steht unter Strom. Und mit Strom wird auch geheilt. Der kommt ebenfalls aus einer Art Steckdose. Angeschlossen an die Standleitung nach oben kommt das Leben erst richtig in Fluss.

Wenn doch nur mehr Menschen erkennen würden, wie heilsam das ist!

Dieser Heilstrom, das ist meine innerste Überzeugung und Mission, wird in der Welt gebraucht. Mehr denn je, denn die Welt steht zwar unter Strom, doch leider nicht auf eine heilsame Weise.

So wenig, wie man andere Menschen zu heilsamen Schritten nötigen kann, kann man die Welt zur eigenen Genesung zwingen. Doch wenn wir für uns selbst und bei uns selbst heilsamer handeln – verändern wir dann nicht auch die Welt?

Das Empfangen der weißlichen Energie des Ungeformten Göttlichen Seins und der rötlichen Heilenergie der Göttlichen Mutter, das Einströmen dieser beiden subtilen Qualitäten ist heilsam.

Die Standleitung nach oben macht einen mental stabiler und in Folge körperlich kraftvoller. Doch ein noch stärkerer Heilimpuls kann durch eine besondere Form der Eigenbehandlung gesetzt werden.

Ich beschreibe diese Methode der Selbstbehandlung erst jetzt, weil sie etwas komplizierter erscheint als die vorigen Verfahren. Die Rede ist vom Heilströmen zum eigenen ätherischen Doppel. Dabei erreicht die geströmte Heilenergie unmittelbar die Informationsebene des Selbst und entwickelt damit die höchste Wirkung. (Arbeiten wir nicht an uns selbst, sondern mit einem anderen Menschen, ist dies jedoch automatisch gegeben durch die individuelle Distanz.)

Für die Eigenbehandlung am ätherischen Doppel, nämlich die Behandlung Ihres imaginierten Selbst, gehen Sie folgendermaßen vor:

Begeben Sie sich wiederum in eine Meditationshaltung.

- Schließen Sie Ihre Augen.
- Stellen Sie sich vor, dass Sie sich selbst gegenübersitzen. Sehen Sie sich selbst so präzise wie möglich. Dieses imaginierte Selbst ist Ihr ätherisches Doppel.
- Sehen Sie Ihr ätherisches Doppel in einer ruhigen Haltung, beide Hände im Schoß.
- Während Sie (und zugleich Ihr biologisches Selbst) nun beide Hände reiben.
- Dann eine Hand aufs Herz legen.
- Und mit der anderen Hand die weißliche Energie des Ungeformten Göttlichen Seins in die Chakren des ätherischen Doppels strömen lassen – so, wie in der siebten Praktik zur Chakrenharmonisierung beschrieben.

- Bringen Sie die Harmonisierung zum Abschluss, indem Sie beide Hände sinken lassen und sich dann Ihre Verbindung mit der Göttlichen Mutter vergegenwärtigen.
- Reiben Sie erneut die Hände, um das Heilströmen der rötlichen Energie zu aktivieren.
- Legen Sie wieder eine Hand auf Ihr Herz.
- Lassen Sie mit der anderen Hand die Heilenergie der Göttlichen Mutter zu Ihrem ätherischen Doppel strömen. Schicken Sie die Energie genau dorthin, wo sie Ihrer Kenntnis nach am dringendsten gebraucht wird.
- Lassen Sie die Energie so lange fließen, bis Sie das Empfinden haben, dass es gut ist.
- Lassen Sie dann beide Hände sinken und den Strom verebben.
- Stellen Sie sich nun vor, dass Sie Ihr ätherisches Doppel mit Ihrem biologischen Körper vereinigen, indem Sie es in Ihren Körper hineinbewegen. Am besten in Ihre rechte Körperseite. Dadurch nehmen Sie den Heilimpuls vollständig an und in sich auf.
- Bedanken Sie sich im Geiste für die Heilung.

Dieses Verfahren zur Eigenbehandlung sollte einige Tage nacheinander angewandt werden. Anfangs womöglich auch mehrfach, damit Sie immer vertrauter damit werden. Dann kann es täglich wiederholt werden. In jedem Falle aber bei Bedarf.

Sieben Universalprinzipien des Seins

»In deinen Büchern«, meint Lothar eines Tages zu mir, »schreibst du immer wieder von Universalprinzipien und irgendwelchen Gesetzmäßigkeiten geistigen Heilens. Warum soll man diese Prinzipien und Gesetzmäßigkeiten eigentlich kennen? Reicht es nicht, Energie zu empfangen, zu strömen und zu sehen, was dabei rumkommt?«

»Superfrage«, antworte ich, »danke. Sehr viele Teilnehmer und Teilnehmerinnen meiner Seminare und Weiterbildungen würden diese Frage gern stellen, trauen sich aber nicht, aus Angst, irgendwie dumm dazustehen. Dabei ist das Gegenteil der Fall. Um deine Frage zu beantworten: Muss man die Prinzipien und Gesetzmäßigkeiten kennen, um erfolgreich zu heilen? Nein. Empfangen, strömen, sehen, was passiert, das ist sehr gut. Allerdings, sich in die Grundlagen geistigen Heilens hineinzudenken, sich damit also auch theoretisch zu befassen, bewirkt eine noch klarere Sicht auf das Leben an sich. Auf das eigene und auch das der anderen. Auch dies ist heilsam. Heilsames Denken.«

Die Diskussion ging noch etwas weiter, doch mit deren Ende wurde ich aufgefordert, nochmals über die sogenannten Universalprinzipien des Seins zu reden, was ich sehr gern tue, so auch hier.

Bei der Betrachtung menschlichen Daseins lassen sich sieben grundsätzliche Prinzipien ableiten.

Alles, was ist, entstammt einer Quelle allen Seins.

Das erste Universalprinzip – es sorgt regelmäßig für Diskussionsstoff.

»Eigentlich absolut logisch«, kommentiert Lothar. »Wenn man die Singularität als den Ursprung unseres Universums ansieht und damit auch als Quelle unseres Seins, dann muss ja auch alles daraus erwachsen sein. Schließlich auch wir, inklusive unseres Bewusstseins.«

Dann das zweite Universalprinzip:

Nichts geht verloren.

»Auch nur folgerichtig«, bemerkt Lothar. »Wenn in der Singularität schon potenziell alles da war, warum sollte auf der Reise in die Gegenwart irgendetwas verloren gegangen sein?«

»Denkbar wäre es schon«, sage ich, »nur dann müsste mir jemand erklären, wie aus dem göttlichen Feld etwas herausfallen könnte, um im Nichtgöttlichen zu landen.«

»Es widerspräche auch dem physikalischen Energieerhaltungssatz«, bemerkt Lothar weiter.

Schließlich das dritte Universalprinzip:

Alles zeigt Wirkung.

»Alles zeigt eine Wirkung«, sagt eine andere Teilnehmerin. »Wie meinst du das?«

»Nicht *eine* Wirkung«, erwidere ich. »Dann wäre ja schon von vornherein festgelegt, was welche Wirkung zeigt. Das ist aber wohl nicht so.«

»Mit dem Prinzip habe ich auch meine Schwierigkeiten«, erklärt Lothar.

»Dabei ist es ganz einfach«, sage ich. »Alles wirkt. Auch der unausgesprochene Gedanke. Manche Wirkungen sind so fein, dass wir sie glatt übersehen könnten. Doch wenn wir genau hinsehen, bemerken wir die Wirkung doch. Und auch dies gilt: Wenn irgendwo in China ein Ziegel vom Dach eines Hauses fällt, so beeinflusst dies unser Leben. Wie genau, das können wir nicht wissen, doch muss es so sein, auch wenn wir es nicht bemerken, weil es ganz einfach logisch ist. Was ein Mensch in Indien ausatmet, atmen wir wieder ein. Wahrscheinlich in extremer homöopathischer Verdünnung, aber dennoch. Alles wirkt – auch der Flügelschlag eines Schmetterlings in Burma auf das Weltklima. Obgleich der Tornado in Amerika sicherlich mehr bewirkt – und sei es an den Börsen von Europa. Deshalb wirkt auch jeder heilsame Gedanke und jede heilsame Handlung.«

Nun zum vierten Universalprinzip:

Was ich beabsichtige, kreiere ich.

»Damit habe ich noch größere Schwierigkeiten«, meldet sich wieder Lothar.

»Ich auch«, stimmen andere ein.

»Womöglich, weil ihr auch dies zu konkret seht«, sage ich.

»Ich habe schon sehr viel beabsichtigt, doch deshalb noch längst nicht kreiert«, spricht Lothar weiter. »Und sei es ein saftiges Plus auf meinem Konto.«

Ein überzeugendes Argument – wenn man es nicht näher betrachtet. »Wenn du von deinen bewussten Absichten sprichst, dann gebe ich dir recht«, antworte ich. »Einiges hast du in deinem Leben schon beabsichtigt, doch nicht alles auch kreiert.«

»Tatsächlich sogar nur das Wenigste«, so Lothar.

»Warum?«, frage ich.

»Keine Ahnung«, erwidert er. »Vielleicht, weil meine Absicht nicht stark genug war.«

»Womöglich«, erwidere ich. »Doch ich meine noch einen zweiten Grund zu sehen, nämlich die Unkenntnis deiner unbewussten Absichten.«

In diesem Moment gibt es einen kleinen Sturm der Entrüstung. Die Mehrheit der Seminarteilnehmer konnte sich mit diesem Gedanken nicht anfreunden.

»Das liegt daran, dass ihr eure bewussten Absichten nicht mit euren unbewussten in Einklang bringen könnt«, bemerke ich provokativ.

Doch steht hinter der Bemerkung mehr als nur eine Provokation. Die meisten Menschen behaupten, sie wollen leben, doch verhalten sich, als wollten sie tot sein, um schließlich auch vergleichsweise jung zu sterben. Der Grund ist einfach: Ihre Absicht zu sterben war einfach stärker als Ihre Absicht zu leben. Damit kreierten sie ihren Tod.

Das ist eigentlich ganz einfach. Warum erscheint es also kompliziert? Wahrscheinlich, weil es unkomfortabel ist. Wahrscheinlich, weil uns der Gedanke der unbewussten und damit verborgenen Absichten nicht gefällt.

Aber auch da ist die Lösung simpel. Wenn uns unsere unbewussten Absichten als bedrohlich erscheinen, sind wir eingeladen, uns diese bewusster zu machen. Je mehr wir dies versuchen, desto besser klappt es und desto eindeutiger werden unsere Kreationen. Zum Beispiel in Form einer deutlich verbesserten Gesundheit, weil wir Heilung beabsichtigen.

Daran schließt sich wiederum folgerichtig das fünfte Universalprinzip an:

Ich bin die Quelle meiner Erfahrungen.

Auch das fünfte Prinzip könnte einem unlogisch erscheinen. Als Menschen machen wir Erfahrungen in dieser Welt, und wir könnten daher meinen, diese Welt sei die Quelle unserer Erfahrungen. Doch dies kann nur ein Irrtum sein, weil wir die Welt als Spiegelungen auf der Oberfläche unserer sinnlich-sensorischen Erfahrungen wahrnehmen. Es sind immer nur Reflexionen und Resonanzen, die wir spüren, also spüren wir eigentlich immer nur uns selbst, aber nicht die Welt. Daher sind wir selbst auch die Quelle unserer Erfahrungen.

Nun Prinzip Nummer sechs:

Je mehr ich mich ausdehne, desto mehr erfahre ich.

Eigentlich auch einfach: Sie, liebe Leserin, lieber Leser, haben sich bereits mehrfach ausgedehnt und im Zuge dieser Ausdehnung Erfahrungen gemacht. Je mehr Sie dies auch weiterhin tun, desto mehr werden Sie auch in Zukunft erfahren. Denn durch Angst und Zusammenziehen erfahren Sie lediglich Enge, durch Liebe und Ausdehnung hingegen Weite.

Nun das siebte Universalprinzip:

Mein Dasein ist sinnvoll.

Wahrscheinlich bestreiten die meisten Menschen, dass ihr Dasein einen Sinn hat. Einige sehen dessen Sinn höchstens darin, Drogen zu nehmen, um das Gefühl eigener Sinnlosigkeit im Rausch zu ertränken. Doch selbst ein solches Dasein, behaupte ich, ist sinnvoll.

»Das ist keine Begründung«, widerspricht erneut Lothar.

»Abwarten«, sage ich. »Wir entstammen einer Quelle allen Seins. Richtig?«

»Ja«, nickt Lothar, »sehe ich auch so.«

»Wir entstammen einer Quelle«, wiederhole ich, »kreieren, was wir beabsichtigen, sind dabei die Quelle unserer Erfahrungen und erfahren, indem wir uns ausdehnen, also Liebe wagen. Stimmt's?«

»Okay«, bejaht Lothar wiederum.

»Dann haben wir die Chance, über uns hinauszuwachsen und uns Gott und dem Göttlichen anzunähern, und früher oder später werden wir diese Chance auch nutzen. Deshalb ist jedes Leben sinnvoll, wie es das siebte Universalprinzip besagt, auch eines mit einengenden Irrtümern und leidvollen Umwegen.«

»Das ist eine Behauptung«, erwidert Lothar, »keine Begründung, doch glaube ich auch, dass es so ist.«

»Ich glaube außerdem«, sage ich, »dass die Sinnfälligkeit unseres Daseins noch weiter geht, wir nämlich der Quelle allen Seins, also Gott etwas zurückgeben, wenn wir uns ausdehnen, immer weiter, bis über die Grenzen unserer Persönlichkeit hinweg ins Transpersonale, ins Licht der einen Quelle allen Seins, um wieder einzugehen in das, woher wir gekommen sind.«

Die Gesetzmäßigkeiten der Resonanzmedizin

An die sieben Universalprinzipien knüpfen die Gesetzmäßigkeiten der Resonanzmedizin an. Diese Gesetzmäßigkeiten sind Verdichtungen von bereits Gesagtem und werden daher hier nur kurz kommentiert. Es ist heilsam, auch diese als Orientierung zu nehmen, nämlich:

Alles, was ist, wie auch immer es erscheint (ob fest, flüssig, gasförmig, ob mineralisch, metallisch oder biologisch, ob grobstofflich, feinstofflich oder mental), besteht eigentlich aus Energie und Information.

Das muss so sein, denn am Anfang war die Singularität, nämlich verdichtete Energie und Information. Die moderne Physik bestätigt dies. Diese erste Gesetzmäßigkeit korrespondiert daher mit dem ersten Universalprinzip. Außerdem gilt Folgendes:

Jegliche Erscheinung hat ein Informationsfeld für seine Existenz, bei Lebewesen Aura genannt.

Sämtliche Auren und informellen Felder sind miteinander verbunden, also verschränkt, schwingen miteinander, gehen miteinander in Resonanz.

Die feinste Verbindung aller Auren und informellen Felder ist das göttliche Feld, das den Quell-Code allen Seins enthält, denn Gott ist die Quelle von allem.

Die individuelle Aura, also das Informationsfeld individueller Existenz, befindet sich in ständiger Resonanz mit dem göttlichen Feld, um im stetigen Abgleich mit dem Quell-Code des Daseins etwa die individuelle menschliche Existenz aufrechtzuerhalten.

Ihre eigene Aura haben Sie, liebe Leserin, lieber Leser, bereits wahrgenommen. Die Aura anderer Lebewesen kann ebenfalls gespürt und auch gesehen werden, ihre Existenz ist daher jenseits von Glauben und Meinen. Die Existenz eines Informationsfeldes ist zudem logisch. Weil alles, wirklich alles, eigentlich aus Energie und Information besteht, hat alles, was ist, eine Wirkung, nämlich eine Wechselwirkung auf energetisch-informeller Ebene. Daher knüpft die vierte Gesetzmäßigkeit an das dritte Universalprinzip an.

Auf das vierte Universalprinzip, wonach Individuen kreieren, was sie beabsichtigen, beziehen sich hingegen die folgenden beiden Gesetzmäßigkeiten:

Individuelle menschliche Irrtümer können zu Fehlern beim Abgleich mit dem Quell-Code führen, die sich als Krankheit manifestieren.

Jegliche Krankheit beruht daher eigentlich auf Irrtümern, und traumatische Erfahrungen bewirken besonders gravierende Missverständnisse.

Zum fünften Prinzip, wonach jeder Mensch die Quelle seiner Erfahrungen ist, gehört auch die Möglichkeit von Irrtum und Missverständnis als Folgen von Traumata, die im Unterbewusstsein gespeichert sind und weitere Erfahrungen bewirken. Weshalb auch gilt:

Missverständnisse und Irrtümer als Folge von Traumatisierungen sind vor allem im Unterbewusstsein gespeichert und aktiv.

Missverständnisse und Irrtümer können auf allen Bewusstseinsebenen der Persönlichkeit überwunden werden, und die Methoden der Resonanzmedizin dienen genau dazu.

Auf das sechste Universalprinzip, das Prinzip der Erfahrung durch Ausdehnung, beziehen sich die folgenden Gesetzmäßigkeiten. Sie handeln von der Überwindung der Enge und der Chance der Weite, von dem Auflösen der Angst und der Gegenwart der Liebe.

Als Individuen, die der einen Quelle allen Seins entstammen, können wir mit unserem Bewusstsein in Resonanz zum göttlichen Quell-Code gehen. Dies ist heilsam und bewirkt Heilung.

Heilung ist jederzeit und unmittelbar möglich, wenn der von Krankheit betroffene Mensch nach dieser Möglichkeit greift.

Die Möglichkeit von Heilung zur Gewissheit werden zu lassen, ist folglich ein zentrales Anliegen der Resonanzmedizin.

Und schließlich die folgende Gesetzmäßigkeit, bezogen auf das siebte Universalprinzip:

Heilung bedeutet heil zu werden, also ganz und vollständig zu sein. Wenn es einem Menschen an Sinn mangelt, kann er also nur unvollständig sein. Daher gehört zur Heilung auch die Erkenntnis des eigenen Daseinssinns.

Meditieren Sie, liebe Leserin, lieber Leser, bitte über die Universalprinzipien und Gesetzmäßigkeiten. Ihre Meinung, Ihre Haltung dazu sind wichtig. Was Sie darüber denken, ist von eigentlicher Bedeutung. Umso mehr, als Sie die Quelle Ihrer Erfahrungen sind, in Ihrem eigenen Dasein unterwegs, das Sie hoffentlich für sinnvoll erachten.

»Halt, darüber könnte man jetzt aber wirklich diskutieren«, scherzt jemand aus der Gruppe, nachdem ich auch dort die Gesetzmäßigkeiten behandelt habe.

»Geschenkt«, erwidere ich.

Über die Chakren in die Aura – *die zehnte Praktik*

Uff, zu viel Prinzip, zu wenig Praxis. Verstehe Sie, liebe Leserin, lieber Leser, falls Sie nun genug davon haben. Für die praktische Dimension bewegen wir uns daher wiederum in die Aura. Auch wenn Sie in Ihrer Aura eine rechts-links-Imbalance wahrgenommen haben – so ist Ihre Aura doch grundsätzlich zwiebelschalenähnlich aufgebaut. Die dem Körper nächste Schicht der Aura ist die sogenannte Blaupause des biologischen Körpers. Sie durchdringt Ihren Körper und umkleidet ihn wenige Zentimeter dick. Gefolgt von der emotionalen Aura, die den Körper und die Blaupause erfüllt und beide darüber hinausreichend umfließt. Gefolgt von der mentalen Aura, die wiederum den biologischen Körper durchdringt, ebenso die Blaupause, darüber hinaus die emotionale Aura, um alle noch weiterreichend zu umkleiden. Gefolgt von der spirituellen Aura mit der weitesten Ausdehnung. Diese kann bei spirituell hoch entwickelten Menschen mehrere Meter weit sein. Bei dem 2011 verstorbenen indischen Guru Sai Baba reichte sie angeblich sogar Kilometer weit.

Die nun folgende Methode ermöglicht die Ausdehnung über bestimmte Chakren in die Aura. Und zwar Schicht für Schicht. Dadurch werden wiederum spezielle Wahrnehmungen möglich. Und darüber hinaus dient sie der Erweiterung Ihrer Persönlichkeit gemäß des sechsten Grundprinzips: Je mehr ich mich ausdehne, desto mehr erfahre ich – nicht zuletzt über mich selbst. Doch sehen Sie selbst:

Nehmen Sie auch hierfür eine Meditationshaltung ein, die Augen geschlossen, mit möglichst aufrechter Wirbelsäule.

- Wenn Sie seit der praktizierten Chakrenatmung nicht geschlafen haben, so können Sie an dieser Stelle ohne deren Wiederholung weitermachen.
- Vergegenwärtigen Sie sich bitte nun Ihren biologischen Körper, also Ihre Sitzposition, am besten jedoch Ihre Hautoberfläche, um ein deutliches körperliches Gewahrsein zu entfalten.
- Mit dem nächsten Einatmen (oder Ausatmen – entscheiden Sie sich bitte für eins von beidem, und bleiben Sie dann weiterhin dabei) stellen Sie sich bitte vor, sich über das Solarplexuschakra in Ihre erste Auraschicht auszudehnen. Stellen Sie sich also vor, mit Ihrem Bewusstsein aus dem Solarplexuschakra zu strömen, um schließlich Ihren biologischen Körper ein, zwei oder drei Zentimeter weit zu umhüllen. Wichtig ist das unmittelbare Gefühl vor dem Solarplexus, weniger ein vollständiges, den Körper umschließendes Empfinden.

- Ruhen Sie nun einige Minuten in der Wahrnehmung dieser Ebene Ihres Daseins, der Konstitutionsebene Ihres biologischen Körpers. Was empfinden Sie dabei? Nehmen Sie Ihre Empfindungen zur Kenntnis.
- Dann dehnen Sie sich über Ihr Herzchakra in die nächste Ebene aus, Ihre emotionale Aura. Nun mit der Absicht, Ihren Körper und Ihre Blaupause zu umfließen. Vollständig muss dies nicht sein. Wichtig ist das Empfinden vor Ihrem Körper, weniger dahinter.
- Ruhen Sie minutenlang in der Wahrnehmung der emotionalen Ebene.
- Dehnen Sie sich anschließend über das Kehlkopfchakra auf die nächste Ebene, nämlich in Ihre mentale Aura, aus, also in die Gedankenebene.
- Ruhen Sie minutenlang in der Wahrnehmung der Gedankenebene.
- Um sich anschließend über das Stirnchakra, also das Dritte Auge, möglichst umfangreich und umfassend in Ihre spirituelle Aura auszudehnen.
- Ruhen Sie nun minutenlang in der Wahrnehmung Ihrer spirituellen Aura und damit in Ihrer maximalen Ausdehnung als Individuum.
- Vergegenwärtigen Sie sich, dass Ihre sieben energetischen Zentren aktiviert sind, während Sie gleichzeitig auf allen Ebenen Ihres Daseins mit Ihrem Bewusstsein präsent sind. In dieser Vergegenwärtigung zu ruhen – allein dies ist heilsam.

Doch bietet die Methode außerdem noch folgende Möglichkeiten:

- Verlagern Sie Ihre Aufmerksamkeit nun so weit wie möglich in die spirituelle Aura, also die maximale Weite Ihrer Individualität.
- Um aus dieser Weite heraus eine Frage an Ihr spirituelles Selbst zu richten, zum Beispiel: Was bringt mich der Quelle allen Seins näher? Oder: Was kann ich tun, um der Quelle allen Seins noch näher zu kommen? Oder: Welche Wege führen mich Gott näher? Welche Frage Sie auch wählen, stellen Sie diese im Geiste drei Mal, und hören Sie jedes Mal auf eine Antwort.
- Meditieren Sie einige Minuten über die Antwort – falls Sie eine bekommen haben. Falls nicht, machen Sie mit dem nächsten Schritt weiter …
- Ziehen Sie sich nun mit Ihrem Bewusstsein aus Ihrer spirituellen Aura durchs Dritte Auge in den biologischen Körper zurück.
- Vergegenwärtigen Sie sich Ihre bestehende Ausdehnung in Ihrer mentalen Aura. Falls das Empfinden dazu unkonkret erscheint, strömen Sie nochmals über Ihr Kehlkopfchakra in Ihre Mentalaura.
- Richten Sie aus der Ausdehnung in Ihre mentale Aura nun eine Frage an Ihr mentales Selbst, zum Beispiel: Welches Gedankenmuster behindert mich in diesem Leben? Oder: Welche Gedanken schaden mir am meisten? Oder: Mit welchen Gedanken habe ich mei-

nen Lieben am meisten Schaden zugefügt? Welche Frage Sie auch stellen, formulieren Sie diese im Geiste drei Mal, um drei Mal auf die Antwort zu hören.

- Meditieren Sie einige Minuten über die Antwort.
- Ziehen Sie sich über Ihr Kehlkopfchakra aus der Mentalaura in Ihren biologischen Körper zurück.
- Vergegenwärtigen Sie sich Ihre bestehende Ausdehnung in Ihrer Emotionalaura. Haben Sie dabei ein schwaches Empfinden, so strömen Sie erneut über Ihr Herzzentrum in Ihre Emotionalaura.
- Um nun aus der Ausdehnung in Ihre Emotionalaura eine Frage an Ihr emotionales Selbst zu stellen. Etwa: Welche Gefühle schaden mir selbst am meisten? Oder: Was hat mich in diesem Leben am meisten verletzt? Oder: Was konnte ich bisher noch nicht verzeihen? Welche Frage Sie auch wählen, stellen Sie diese so klar wie möglich. Drei Mal, um drei Mal auf die Antwort zu horchen.
- Meditieren Sie über die Antwort.
- Ziehen Sie sich über Ihr Herzchakra aus Ihrer emotionalen Aura in Ihren biologischen Körper zurück.
- Vergegenwärtigen Sie sich Ihre bestehende Ausdehnung in die erste Schicht Ihrer Aura, die Blaupause Ihres biologischen Körpers. Erscheint Ihnen das Empfinden dazu zu unkonkret, so dehnen Sie sich erneut über Ihr Solarplexuschakra in Ihre erste Auraschicht aus.

- Um aus der Ausdehnung in Ihre Blaupause nun eine Frage an Ihr körperliches Selbst zu richten, zum Beispiel: Mit welchem Verhalten schade ich meinem Körper am meisten? Oder: Herz, wie geht es dir? Oder: Lunge, wie geht es dir? Oder: Rücken, was kann ich für dich tun? Welche Frage Sie auch wählen oder sich noch ausdenken, stellen Sie diese drei Mal, um drei Mal auf die Antwort zu hören.
- Meditieren Sie über die erhaltene Antwort.
- Anschließend ziehen Sie sich über Ihr Solarplexuschakra in Ihren biologischen Körper zurück.
- Um möglichst eindeutig wieder im Körper anzukommen, reiben Sie Ihre Hände, dann Ihre Oberarme, dann Ihre Oberschenkel.

Fertig. Eigentlich sehr einfach, vor allem, wenn Sie die Anleitung zuvor mehrfach in Ruhe gelesen haben. Überhaupt ist es hilfreich, sämtliche bereits beschriebenen Praktiken langsam aufbauend zu üben. Damit erzielen Sie die kraftvollsten Ergebnisse und Erkenntnisse. Gerade feine Inhalte wollen langsam geübt und auch genossen werden. Tatsächlich lohnt es sich, sich eher länger als kürzer Zeit zu nehmen. Umso besser werden sie verinnerlicht.

Antworten auf der spirituellen Ebene können irritierend ausfallen. Klarheit gewinnen Sie, indem Sie immer wieder darüber meditieren, um dann Handlungen daraus zu destillieren. Denn auf die Handlungen, die den Erkenntnissen folgen, auf die kommt es an.

Knapp gesagt: Die Antworten, die Sie erhalten haben, wollen bedacht, auf Realitätstauglichkeit geprüft und dann in Handlung umgesetzt werden. Dies betrifft die Antwort aus der Mentalebene gleichermaßen wie die aus der Emotionalebene und aus der Blaupause.

Falls Sie sich als Folge dieser zehnten Praktik irritiert, destabilisiert oder irgendwie durcheinander fühlen, so nutzen Sie im Anschluss »Heilströmen zum ätherischen Doppel – die neunte Praktik«.

Schmerz als Heimat

Warum haben eigentlich so viele Menschen Schwierigkeiten damit, gewonnene Erkenntnisse in gesunde Handlungen zu übersetzen?

Eine Frage wie ein Vorschlaghammer. Man könnte damit zu Boden gehen, weil die Vorahnung der Antwort heftig erscheint.

Dieses Buch soll mit größtmöglicher Intensität der Entfaltung Ihrer Klarheit dienen. Es soll Sie dabei unterstützen, mit zunehmender Klarheit umso heilsamere Wege zu Ihrer Weiterentwicklung zu wählen. Und meine Aufgabe als Autor sehe ich darin, die Methoden dazu zu liefern.

Einige habe ich bereits vorgestellt, doch drängen sich weitere Fragen auf.

Eine zentrale ist: Warum gelingt es so vielen Menschen nicht oder nur eingeschränkt, auf eine heilsame Weise zu lernen? Warum lernen wahrscheinlich die meisten Menschen auf eine ungesunde Art? Nämlich durch Leiden?

Daran schließen sich nahtlos weitere Fragen an, die als Ergänzungen zur vorigen Fragestellung zu sehen sind (wie ich im Zuge meiner Arbeit als spiritueller Heiler immer wieder feststellen durfte). Nämlich: Warum schwingen Verwundungen in der Frühphase des Daseins, etwa im Embryonal- oder Fötalstadium, noch in der gesamten späteren Seelenentwicklung nach (sehr häufig mit körperlichen Konsequenzen)? Warum haben vorgeburtliche Verletzungen und Geburtstraumata einen besonders großen Einfluss auf die Entwicklung der individuellen Biografie? Warum wirkt das Seelenleben eines Menschen in einem so hohen Maße auf seine körperliche Befindlichkeit?

Der nun folgende Satz klingt vielleicht zu kategorisch, ist aber genau so absolut gemeint: Ich habe noch keinen Menschen ohne Traumatisierung kennengelernt. Dazu könnte man sagen: Die Gesunden kommen ja auch nicht in Ihre Praxis.

Richtig.

Allerdings: Auch in meinem privaten Leben bin ich noch keinem Menschen ohne Verwundungen begegnet.

Tatsächlich glaube ich: Ein Mensch ohne Traumatisierung existiert ganz einfach nicht. Denn das individuelle Dasein im Leben ist immer und ausnahmslos auch eine Geschichte der Verletzungen. Mütter verletzen ihre Kinder, meistens wahrscheinlich ungewollt, und das tun auch Väter. Ich bin selbst einer und weiß, wovon die Rede ist. Obwohl ich mir Mühe gegeben habe, möglichst wenig verletzend zu agieren.

Freunde fügen Freunden nicht selten unwillentlich und womöglich auch unwissentlich Verwundungen zu, und genau dies geschieht auch in Partnerschaft und Ehe. Nicht zu reden von willentlichen Verletzungen, geboren aus Missverständnissen, scheinbaren und echten

Enttäuschungen, erwachsen aus Zurückweisung, Frustration, Aggression, Angst, Eifersucht oder ganz einfach schlechter Laune oder nicht ganz so guter Tagesform.

Alltägliche Erfordernisse bieten jede Menge Gelegenheiten, sich aufzuregen, zu ärgern, wütend zu werden und all dies an den nächsten Menschen auszulassen.

Wer ist schon frei davon?

Das Ergebnis sind: Verletzungen. Verletzungen, denen andere Verletzungen vorausgegangen sind, die noch ältere Wunden aufgerissen haben und nicht selten für körperliche Probleme gesorgt haben.

So ist das nun mal im Leben. Eins kommt nach dem anderen und wirkt auch aufs Nächste – mit den entsprechenden Konsequenzen. Auch das ist Resonanz. Man könnte es auch Karma nennen. Und damit rückt die bereits gestellte Frage wieder in den Vordergrund:

Warum gelingt es so vielen Menschen nicht oder nur eingeschränkt, auf eine heilsame Weise zu lernen? Warum haben also so viele Menschen Schwierigkeiten damit, gewonnene Erkenntnisse in gesunde Handlungen zu übersetzen?

Das Übersetzen von Erkenntnissen in ungesunde Handlungen fällt vielen Menschen jedenfalls deutlich leichter. »Oh weh, meine Frau hat mich verlassen, erst mal in die Kneipe, einen trinken gehen.«

Keine Frage: Wenn der Partner einen verlässt, so steht man allein da, und diese Erkenntnis kann sehr schmerzhaft sein. Gesund wäre es, sich zu fragen, wie es so weit kommen konnte. Krank ist, die Angelegenheit im Alkohol ertränken zu wollen.

Wieso, könnte man an dieser Stelle fragen, wählen so viele Menschen ungesunde Handlungen, wenn sie sich auch für gesunde entscheiden könnten?

Weil die ungesunden prinzipiell einfacher sind?

Ich glaube, das Gegenteil ist der Fall. Die meisten ungesunden Handlungen sind nüchtern betrachtet problematisch und bringen genau das: große Probleme. Trotzdem erscheinen sie als reizvoll.

Warum?

Antwort: Weil der Schmerz der Vergangenheit die Gegenwart prägt. Weil das Gegenwärtige uns vertrauter ist als das Abwesende. Weil wir nach dem Vertrauten greifen, nicht nach dem Fremden. Weil wir deshalb sogar Schmerzen wählen, wenn wir nach Freude greifen könnten. Und weil uns Schmerzen und Verwundungen so durcheinandergebracht haben können, dass wir Freuden mit Schmerzen verwechseln und gesundes mit ungesundem Verhalten.

Vielleicht verhalten wir uns häufig vor allem deshalb so ungesund: In der Gegenwart sind wir verwirrt darüber, dass unsere Vergangenheit so schmerzhaft war. In unserer Verwirrung verwechseln wir ungesunde Wege mit Wegen der Heilung. Verhalten wir uns krank, obwohl wir das genaue Gegenteil beabsichtigten oder uns dies zumindest eingeredet hatten. Machen wir weitere schmerzhafte Erfahrungen und beheimaten uns damit immer weiter im Schmerz.

Diese Beheimatung im Schmerz ist leidvoll, denn sie befördert weitere Schmerzen, doch weil sie so vertraut geworden ist, kann sie nur schwer aufgegeben werden. Mediziner, die Patienten mit chronischen Schmerzen behandeln, wissen um diesen seelischen Anteil. Und Psychotherapeuten haben in einem sehr hohen Maße genau damit zu tun: mit Menschen, die auf eine sehr schmerzhafte Weise in ihrem Leben festsitzen, aber nicht genau sagen können, wo eigentlich genau. Alles tut so weh und ist so schmerzhaft vertraut – man möchte alles Mögliche dazu sagen, nur Heimat nennen möchte man es nicht. Doch genau das ist es: Schmerzheimat, Heimat im Schmerz, schmerzende Heimat.

Dabei ist Schmerz durchaus im Sinne des Lebens. In der Erfahrungswelt sinnlich-sensorischer Wahrnehmungen bietet der Schmerz die wohl konkreteste Eigenempfindung überhaupt. Egal, ob Zahnschmerz oder Depression, körperlicher oder seelischer Schmerz – wenn etwas heftig wehtut, kann dies der betroffene Mensch kaum ignorieren. Und diese Alarmfunktion ist eine zentrale Hilfe fürs Überleben. Wenn Schmerz kommt, ist Gefahr da. Wird der Schmerz ignoriert, droht der Tod. Deshalb ist die Angst vor Schmerz grundsätzlich sinnvoll. Die Angst vor Schmerz und Tod hilft, Verhaltensweisen zu vermeiden, die Schmerz und Tod bewirken könnten.

Deswegen rennen Sie und ich für gewöhnlich nicht mit verbundenen Augen über eine vierspurige Autobahn, stolpern wir ungern über Schlangen und legen uns zum Schlafen auch nicht neben ein Wespennest.

Allerdings gibt es einen Unterschied zwischen einem Mückenstich und einer Traumatisierung. Beide tun weh. Beide haben eine Nachwirkung. Der Mückenstich zunächst kaum, denn die meisten Menschen registrieren nicht mal den Einstich, nur die Quaddel, wenn sie sich gekratzt haben. Der Schmerz, der einer Traumatisierung vorausgeht, ist jedoch so mächtig, dass der betroffene Mensch ihn bewusst nicht verarbeiten kann. Daher wird der Schmerz ins Unterbewusste ausgelagert und so zum eigentlichen Trauma, einer versteckten Wunde, die wie eine lästige Quaddel nachwirkt.

Der Grund dafür: Kein Schmerz lässt sich vollständig ins Unterbewusste wegdrücken. Schmerzspitzen, Schmerzausläufer ragen gewissermaßen ins Bewusstsein und sorgen für Irritationen in der Gegenwart. Diese Irritationen, die Quaddeln des Traumas, sorgen für immer gleiche oder immer wieder ähnliche Reaktionen auf Erfahrungen, die mit dem eigentlichen Trauma in thematischer Verbindung stehen, und damit auch für neue Traumata.

Je früher und je heftiger die Beheimatung im Schmerz erfolgt ist, dies habe ich durch meine Arbeit als spiritueller Heiler gelernt, desto nachhaltiger wirkt sie und desto schwieriger ist es, die Schmerzheimat später wieder zu verlassen.

Das Problem dabei: Fast jedes Leben beginnt mit Schmerzen. Kaum eine Geburt verläuft schmerzfrei. Und wenn doch, dann tat das Dasein womöglich unmittelbar davor weh oder tut es direkt danach. Allein durch den komplizierten Beginn menschlichen Lebens gehört der Schmerz offenbar wie ein Gefährte dazu und ist die Beheimatung im Schmerz gewissermaßen ins Dasein eingebaut. Nur in welchem Ausmaß, das ist individuell.

Warum kratzt man an Mückenstichen? Hinterher tun sie erst recht weh. Trotzdem oder gerade deshalb reibt man wieder und weiter. Auch im nächsten Sommer und im übernächsten. Dabei ist doch schon länger bekannt, wer nicht kratzt, den quälen auch keine Quaddeln.

So dämlich und krank Angewohnheiten, also vertrautes Verhalten, auch sein können, so schmerzhaft die Beheimatung im Schmerz auch ist – man hält sehr häufig, wenn nicht meistens daran fest. Bis man sich eines Besseren besinnt und eine heilsame Verhaltensänderung wählt.

Und dies ist daher das zentrale Thema dieses Buches überhaupt: Beheimatung in Heilung – wie geht das? Was kann ich dafür tun?

BEHEIMATUNG IN HEILUNG –

Man muss es ganz groß schreiben, um es garantiert nicht zu vergessen. Darum geht es hier.

Schmerz soll verlassen werden, die neue Wahlheimat heißt Gesundheit. Das ist:

Beheimatung in Heilung.

Noch mehr Energie und Information

Wenn alles, was ist, wirklich alles, aus Energie und Information besteht – wenn das so ist, was hat diese Erkenntnis mit dem eigenen Leben zu tun?

Scheinbar wenig. Wer sich aufs eigene Bein klopft, hat für gewöhnlich nicht das Empfinden, auf Energie und Information zu klopfen. Und wer sich beim Skifahren bedauerlicherweise gerade ein Bein gebrochen hat, wird auch nicht daran denken, dass es eigentlich aus Energie und Information besteht. Man möchte es so schnell wie möglich geschient haben, keinen Schmerz mehr empfinden und womöglich die nächste Piste hinunterrasen können.

Doch wenn alles, was ist, zuinnerst aus Energie und Information besteht, dann auch der eigene Körper, die Ski, die Piste, der Schnee darauf, auch alle Gedanken und Gefühle dazu. Tatsächlich alles, was wahrgenommen, gefühlt und gedacht werden kann. Also jedes Objekt – auch die Uhr an meinem Handgelenk.

Manchmal betrachte ich sie um ihrer selbst willen, meistens aber, um die Zeit abzulesen. Doch auch die Zeit, als Phänomen kaum zu übersehen, nicht zuletzt durch persönliche Alterungsprozesse, ist ein informell-energetischer Vorgang.

Meine Uhr besteht aus Metall und einem Glas, durch das ich die vorrückenden Zeiger beobachten kann. Meine Uhr tickt, weil das kontrollierte und rechtzeitige Vorrücken der Zeiger durch ein komplexes mechanisches Getriebe erfolgt.

Momentan marschiert der Sekundenzeiger über das Blatt, als würde er vor irgendwas davonlaufen, dreht sich aber immer nur im Kreis. Der Minutenzeiger bewegt sich schleppend voran. Der Stundenzeiger scheint auf der Stelle zu treten. Ticktack, ticktack. Wovon reden wir hier eigentlich?

Wir sprechen von einem Objekt, das sehr filigran gearbeitet ist, um etwas noch viel Feineres und Flüchtigeres, nämlich die Zeit, anzuzeigen.

Die Uhr ist ein ideales Objekt in diesem Zusammenhang, weil sie mit materiellen Mitteln auf etwas Immaterielles verweist. Legt man die Einzelteile einer Uhr unter ein Mikroskop, erkennt man, wie präzise sie gefertigt sind. Würde die Vergrößerung langsam bis ins Unendliche erhöht, könnten nachfolgend Molekularstrukturen sichtbar werden, dann Atomstrukturen und dann …?

Die Energie- und Informationsebene. Wenn sie denn physikalisch sichtbar wäre. Was sie aber nicht ist. Zumindest noch nicht. Denn noch ist kein Mikroskop fein genug, um direkte Einblicke zu gestatten. Trotzdem hat die Quantenphysik die Existenz der Energie- und Informationsebene nicht nur theoretisch, sondern auch experimentell bewiesen.

Laut Physik besteht meine Uhr also eigentlich aus Energie und Information. Dieses informell-energetische Gefüge namens Uhr kann auf etwas verweisen, was niemand anfassen und greifen kann, also die Zeit. Zeit begreifen die meisten Menschen als informelle Größe und weniger als energetische, womit die Zeit unseren Gedanken gleicht, die vor allem informell erscheinen und weniger energetisch.

Wie genau dieses energetisch-informelle Gefüge nun die Illusion materiellen Daseins erzeugt – auf diese Frage gibt es nur eine vage Antwort: Weil diese Illusion durch überwältigende und mitreißende Sinneseindrücke entsteht und aufrechterhalten wird und daher stark und kaum zerstörbar ist.

Doch wenn alles, wirklich alles, aus Energie und Information besteht – mein Körper, der Stuhl, auf dem ich sitze, die Tastatur, auf der ich schreibe, der Baum vor meinem Fenster, der Himmel darüber, die Sonne, sämtliche Sterne, alle meine Gedanken genau dazu und zu allem anderen auch, meine Gefühle in diesem Zusammenhang und in jedem anderen und überhaupt alles, was mir nun noch einfallen wird … Wenn alles, wirklich alles, aus Energie und Information besteht, wie auch die moderne Physik behauptet … Wenn auch der menschliche Geist aus Energie und Information besteht, dann vermag ihm Materie keine Grenzen zu setzen, sage ich, dann wirkt alles auf alles gemäß der sieben Universalprinzipien und der darauf bezogenen Gesetzmäßigkeiten. Und dann ist Beheimatung in Heilung unmittelbar möglich, also jederzeit, sofort.

Der menschliche Körper ist in diesem Zusammenhang als dynamisch-energetisch-biologischer Teil seines individuellen Seins zu betrachten. Mit dem Geist und der Seele als wahrhaftigen Bewusstseinsinstanzen, den eigentlichen Lenkern im Fahrzeug individuellen menschlichen Lebens, wozu eben auch der Besitz eines Körpers gehört. Gefühle und Gedanken wechselwirken auf allen Ebenen des menschlichen Seins, also im Körper, im Geist und in der Seele, und bewirken nach dem Prinzip der Resonanz individuelle Befindlichkeit.

Stören Symptome die Befindlichkeit eines Menschen, so sind sie als Hinweise auf komplexere Zusammenhänge zu sehen, denen informell-energetische Disharmonien zugrunde liegen müssen.

Medikamente und Operationen verschieben Disharmonien lediglich und haben somit eine aufschiebende, vordergründig womöglich erleichternde Wirkung, auf tieferen und feineren Ebenen jedoch einen wahrscheinlich dauerhaften destruktiven Effekt. Nur durch heilsame Energie und Information kann Harmonie wiederhergestellt werden.

Dies bedeutet nicht, dass Medikamente und Operationen ausnahmslos zu meiden sind und energetisches Heilströmen die einzig sinnvolle Therapie darstellt. Medikamente und Operationen gehören jedoch in einen sinnvolleren und nachhaltigeren Zusammenhang gestellt. Sie sind Mittel der letzten Wahl und nicht der ersten, denn diese sollten weichere Methoden sein, nämlich Methoden geistigen Heilens und informell-energetischer Medizin.

Seltsame Zeichen und ihr Nutzen

IHS∞XPS∞'ÒX∞

Was bedeutet das? Eine Frage, die mir sehr viele Menschen gestellt haben. Meine Antwort: Heilenergie und Heilinformation können codiert werden, und diese Zeichenfolge ist so ein Code. Konkreter möchte ich es nicht sagen, weil dies die nachfolgend beschriebene Wirkung nicht erhöht.

Sollten Sie, liebe Leserin, lieber Leser, also die direkte Bedeutung der Zeichenfolge entschlüsseln, so schadet dies nicht, doch bitte ich Sie an dieser Stelle, Ihre Entdeckung für sich zu behalten.

Sie können den abgebildeten Code auf ein Stück Papier schreiben, über Nacht ein Wasserglas daraufstellen, das Wasser am nächsten Morgen trinken und beobachten, wie Sie sich anschließend fühlen. Nicht zuletzt, wenn Sie Kopfschmerzen oder ein anderes körperliches Problem haben.

Gleichzeitig muss ich Ihnen nun in aller Deutlichkeit sagen: Dies ersetzt keinen Arzt. Keine der in diesem Buch beschriebenen Methoden tut dies. Wenn Sie ein gravierendes körperliches oder seelisches Problem haben, mit dem Sie sonst zum Arzt gehen würden, so verzichten Sie auch jetzt nicht darauf. Nutzen Sie die Methoden der Resonanzmedizin additiv. So auch die abgebildete Zeichenfolge:

IHS∞XPS∞'ÒX∞

Als Menschen bestehen wir zu etwa 70 Prozent aus Wasser. Das Wasser im menschlichen Körper dient als Träger und Leiter von Energie und Information. Über den Wasserhaushalt gelangen Energie und Information überallhin.

In welchem Ausmaß Wasser Information aufnehmen und bewahren kann, haben auch die Versuche des Japaners Masaru Emoto mit Eiskristallen gezeigt. Wasser kann regelrecht »aufgeladen« werden. Und mit jedem Schluck nehmen wir diese »Ladung« in unseren Körper auf. Es gibt heilsame, weniger heilsame und ungesunde »Ladungen«.

Ungesund ist vergiftetes Wasser, etwa durch Schwermetalle, Pestizide und Hormone. Unser Leitungswasser kann zumindest damit belastet sein, ist dann also wahrscheinlich weniger heilsam. Heilsam ist unbelastetes Quellwasser, Wasser, das lebt.

Die Zeichenfolge hilft dem Wasser, zu leben, wodurch das Wasser belebend wirkt. Etwaige darin enthaltene Giftstoffe werden damit nicht neutralisiert, doch ist so belebtes Wasser für den Körper wahrscheinlich verträglicher als das gleiche in totem Zustand.

»Irgendwie finde ich das spooky«, sagt Lothar, als wir darüber reden.

»Du kannst die Zeichen auch mit Kugelschreiber auf deinen Arm malen. Hilft ebenfalls«, sage ich in dem Bewusstsein, seine Verwirrung damit womöglich noch zu steigern.

»Vielleicht sollte ich sie mir gleich auf den Arm tätowieren lassen«, erwidert er.

»Würd' ich lassen«, erwidere ich. »Damit meint man vielleicht eine Art heilsamen Automatismus eintätowieren zu können, doch das funktioniert nicht. Heilung ist an Absicht und Aufmerksamkeit gebunden. Der Heilung sollte man sich daher immer wieder aufs Neue zuwenden. Zum Beispiel auch durch das Strömen-Lassen der goldenen Energie.«

»Die hast du uns bisher noch nicht nahegebracht«, sagt Lothar.

»Nein, dafür tue ich es jetzt.«

Die Heilenergie des Göttlichen Sohnes empfangen – *die elfte Praktik*

Im Christentum wird die Leitfigur des göttlichen Gesandten durch die familiäre Bezeichnung »Sohn« betont.

Die Energie des Göttlichen Sohnes ist golden und hat, wie der rötliche Heilstrom der Göttlichen Mutter, höchste Heilkraft. Kein Gold der Welt ist wie dieses goldene Licht. Unvorstellbar konzentriert und subtil zugleich leuchtet es – der Heilstrahl der Christusenergie.

Abbildungen, die den Göttlichen Sohn zeigen, sind so verbreitet, dass sie eigentlich jeder kennt. Manche werden als kitschig und emotional überfrachtet empfunden, andere als zu sachlich, zu menschlich, zu normal. Die nach meinem Empfinden kraftvollste Abbildung ist die des aufsteigenden Meisters, zu sehen auf dem Isenheimer Altar in Colmar. Mit ausgebreiteten Armen schwebt der Christus da und leuchtet. Er schaut mit einem Blick, der pure Erkenntnis zu enthalten scheint, so direkt, als wollte er einen damit unmittelbar berühren. Und trägt einen schon mit seinem Blick fort, zu etwas kaum fassbar Feinem hin, einem Ort der hingebungsvollsten und reinsten und transparentesten Liebe.

Um sich mit der goldenen Energie zu verbinden, vergegenwärtigen Sie sich nun Ihre ganz persönliche Vorstellung vom Göttlichen Sohn. Wiederholen Sie dann »Andocken am Quell-Code des Daseins – die erste Praktik«, um unmittelbar im Anschluss daran folgendermaßen vorzugehen:

Bleiben Sie in Meditationshaltung mit möglichst aufrechter Wirbelsäule, die physischen Augen geschlossen.

- Blicken Sie wiederum direkt nach oben in den Heiligen Raum.
- Stellen Sie sich vor, dass sich der Göttliche Sohn im Heiligen Raum zeigt. Betrachten Sie die Erscheinung des Göttlichen Sohnes mit so kindlichen Augen wie möglich. Erkennen Sie den Göttlichen Sohn als vollständige Verkörperung von Liebe, Gnade, Barmherzigkeit und Mitgefühl. Aus dem Herzen und den Handflächen des Göttlichen Sohnes strömt nun seine goldene Heilenergie. Ein Strom von barmherziger, gnadenreicher und heilsamer Liebe.
- Stellen Sie sich vor, dass dieser goldene Heilstrom nun in Ihren Kopf hineinströmt.
- Dann auch in Ihren Brustkorb, in den rechten und den linken Arm, in Ihr Herz, in Ihre Lunge, in Ihren Bauch, in Ihren Unterleib, ins rechte und ins linke Bein. Überallhin strömt der goldene Heilstrom des Göttlichen Sohnes. Bis die Energie sämtliche Zellen

erfüllt und Sie, liebe Leserin, lieber Leser, die vollständige Resonanz mit dem Göttlichen Sohn erleben. Genießen Sie diese Verbindung mit der subtilen goldenen Heilenergie.

- Danken Sie dem Göttlichen Sohn für die empfangene Gnade.

Wiederholen Sie die erste und die elfte Praktik in direkter Folge regelmäßig und bei Bedarf.

Um die goldene Energie zur Behandlung von körperlichen Problemen anderer Menschen strömen zu lassen, gehen Sie genau so vor, wie ich es im Kapitel »Heilströmen mit der rötlichen Energie – die achte Praktik« beschrieben habe.

Wie Sie die goldene Energie zur Selbstbehandlung nutzen, lesen Sie bitte unter »Heilströmen zum ätherischen Doppel – die neunte Praktik« nach.

Am Erklärungsrand

»Warum hast du uns diese drei göttlichen Energien in genau der Reihenfolge nahegebracht?«, fragt mich Lothar an einem Abend nach dem Seminar.

»Ist logisch nicht erklärbar«, erwidere ich. »Wahrscheinlich, weil mir die weißliche Energie des Ungeformten Göttlichen Seins zuerst zugänglich war, dann die rötliche Energie der Göttlichen Mutter und dann die goldene Energie des Göttlichen Sohnes.«

»Das ist nicht logisch«, lächelt Lothar.

»Nur sehr wenig, was die Resonanzmedizin betrifft, ist logisch«, antworte ich. »Aber alles ist folgerichtig.«

»Wie abgedreht ist das denn?«, sagt Lothar und schüttelt den Kopf. Andere Anwesende aus der Gruppe lachen.

»Nicht abgedreht«, sage ich, »sondern ganz einfach schön. Genauso schön, wie es schön ist, die Energie des Ungeformten Göttlichen Seins zu empfangen, dann die Energie der Göttlichen Mutter und dann die Energie des Göttlichen Sohnes. Man kann darüber reden. Erklärungen suchen und auch teilweise finden. Doch ziemlich bald stößt man an eine Art Erklärungsrand. Danach hört alles Gerede auf und beginnt das Heilige. Im Heiligen warten die Heiligen. Sie warten in Ruhe, dass wir näher kommen. Und genau das tun wir in diesem Moment.«

Über mich

Ich bin 1958 in Hamburg geboren worden, leite seit rund zehn Jahren das »Zentrum für energetisches Heilen« in einem Berliner Ärztehaus, nun in »Zentrum für spirituelle Genesungskunde« umbenannt, und arbeite als Heiler eng mit Ärzten zusammen.

Schon als Kind kam ich mit geistigem Heilen in Kontakt, denn mein Vater linderte Krankheiten durch Handauflegen und ermunterte mich, es ihm gleichzutun. Trotzdem wurde ich Journalist und Kriegsreporter. Bis ein Nahtoderlebnis mein Interesse für Spiritualität und geistiges Heilen neu erweckte. Ich ging bei bekannten Heilern in die Lehre, um nach Jahren intensiven Lernens eine eigene Methode zu entwickeln.

Diese Methode beschrieb ich in meinem Buch »Spirituelle Medizin – Heilen mit der Kraft des Geistes«. Über meine eigene Konfrontation mit dem Tod und die Begleitung einer Sterbenden schrieb ich in »Das Buch des Übergangs – Spirituelle Medizin und Sterbebegleitung«. Woraufhin ich in »Das Buch der Ankunft – Der Weg der Seele bis zur Geburt« die Bedingungen und Auswirkungen von Inkarnation und Geburt beschrieb.

Darauf folgte »Karma Healing«, eine Anleitung zum Auflösen von Lasten der Vergangenheit, und »Sterbegesänge – Ein Reiseführer in die nächste Welt«. Die »Sterbegesänge« erschienen auch vertont als CDs. Damit hatte mich auch die Musik wieder eingeholt, eine frühe Leidenschaft, und ich nahm mit der Pianistin Irina Kornilenko die »Heilgesänge« auf, heilsame Lieder. Um dann sämtliche Erfahrungen, die ich als Heiler gemacht hatte, in »Resonanzmedizin – Manifest der nachhaltigen Heilkunst« zu bündeln und im vorliegenden Büchlein »Resonanzmedizin kompakt« noch weiter zu konzentrieren.

Über Ihr Interesse daran, liebe Leserin, lieber Leser, freue ich mich sehr!

Ihr
Otmar Jenner

Für weitere Informationen und Kontakt:
www.otmarjenner.de

Besuchen Sie mich gern auch auf Youtube und vernetzen Sie sich mit mir auf Facebook.

Außerdem von Otmar Jenner im Schirner Verlag erschienen

Leben Sie Ihr Leben endlich ganz und gar frei und selbstbestimmt!

Otmar Jenner:
Karma Healing
112 Seiten
ISBN 978-3-8434-5052-2

Sie sammeln mit der Zeit einiges an Karma an: gutes, nicht so gutes, gar nicht gutes. Dadurch sind Sie, wie Sie sind, und handeln, wie Sie handeln – selbst wenn Ihnen das manchmal vielleicht gar nicht so gefällt.
Schütteln Sie diese Einschränkungen ab! Mit 23 konkret anwendbaren, teils verblüffenden Methoden bietet Ihnen der Bestsellerautor Otmar Jenner einen Fundus an Möglichkeiten zur Heilung Ihres Karmas.